# RECHERCHES

SUR

# LA DIGESTION

## L'ASSIMILATION

ET

## L'OXYDATION ORGANIQUE OU VITALE

L'Académie des sciences, dans sa séance du 23 avril 1877

A DÉCERNÉ UNE MÉDAILLE D'OR POUR CE TRAVAIL

PAR

M. LE DOCTEUR MIALHE

Membre de l'Académie de médecine
Professeur agrégé à la Faculté de médecine de Paris, etc.

« La conjecture inductive précède l'expérience, mais c'est à celle-ci qu'il appartient de décider en dernier ressort. »

TYNDALL.

PARIS

G. MASSON, ÉDITEUR

LIBRAIRE DE L'ACADÉMIE DE MÉDECINE

Boulevard Saint-Germain et rue de l'Éperon

EN FACE L'ÉCOLE DE MÉDECINE

1879

# RECHERCHES SUR LA DIGESTION

## L'ASSIMILATION

## ET L'OXYDATION ORGANIQUE OU VITALE

PARIS. — IMPRIMERIE DE E. MARTINET, RUE MIGNON, 2

# RECHERCHES

SUR

# LA DIGESTION

L'ASSIMILATION

ET

L'OXYDATION ORGANIQUE OU VITALE

L'Académie des sciences, dans sa séance du 23 avril 1877

A DÉCERNÉ UNE MÉDAILLE D'OR POUR CE TRAVAIL

PAR


M. LE DOCTEUR MIALHE

Membre de l'Académie de médecine
Professeur agrégé à la Faculté de médecine de Paris, etc.


« La conjecture inductive précède l'expérience, mais c'est à celle-ci qu'il appartient de décider en dernier ressort. »

TYNDALL.




PARIS

G. MASSON, ÉDITEUR

LIBRAIRE DE L'ACADÉMIE DE MÉDECINE

Boulevard Saint-Germain et rue de l'Éperon

EN FACE L'ÉCOLE DE MÉDECINE

1879

# RECHERCHES SUR LA DIGESTION

## L'ASSIMILATION

## ET L'OXYDATION ORGANIQUE OU VITALE

> « Chaque jour les progrès de la science amènent dans nos idées des modifications nouvelles, et il est bien nécessaire de fixer le point de départ d'une discussion, si l'on veut qu'elle soit nette et fructueuse. »
>
> GAY LUSSAC.

Le 15 avril 1844 nous communiquâmes à l'*Académie des sciences un aperçu théorique sur la cause de la maladie désignée sous le nom de diabète sucré ou glycosurie*, ainsi concu :

« Il résulte de nos recherches que toutes les substances alimentaires hydrocarbonées, telles que le sucre de raisin ou glycose, la gomme d'amidon ou dextrine, le sucre de lait ou lactose, etc., ne peuvent éprouver le phénomène de l'assimilation qu'après avoir été transformées par les alcalis du sang en de nouveaux produits, au nombre desquels figure un corps doué d'un pouvoir désoxydant très-énergique.

» De ce qui précède découle une conséquence forcée, c'est que les sujets chez qui la décomposition chimique précitée a lieu ne sauraient avoir du sucre dans leurs excrétions rénales. Or c'est là l'état normal de l'homme ; tandis que chez les diabétiques cette importante décomposition ne saurait avoir lieu.

« Le régime animal, usité comme agent curatif de l'affection diabétique, ne constitue, par conséquent, qu'un traitement purement palliatif, et ce n'est que par l'emploi simultané des sudorifiques et des alcalins qu'il est permis d'espérer pouvoir maîtriser la cause première du mal. »

A l'occasion de notre communication, Pelouze fit remarquer que MM. Cl. Bernard et Barreswil avaient observé tout récemment que le sucre de canne injecté dans le sang passe, sans modification, dans les urines, tandis qu'on ne l'y trouve plus lorsqu'il a été dissous préalablement dans le suc gastrique.

Cette remarque, loin d'infirmer la théorie de la destruction de la glycose dans l'organisme, que nous venions de faire connaître, ne faisait, au contraire, que la confirmer, ainsi que nous le démontrâmes dans un travail ultérieur.

Le 31 mars 1845 nous lûmes à l'Académie des sciences un *Mémoire sur la digestion et l'assimilation des matières amyloïdes et sucrées*, ayant pour but de démontrer que les substances hydrocarbonées de la famille des matières amyloïdes ou celluleuses ne peuvent éprouver le phénomène de l'assimilation, ou, pour mieux dire, la combustion physiologique, qu'autant qu'elles sont *immédiatement* décomposables par les alcalis du sang, comme la glycose, la dextrine et le sucre de lait ou lactose ; ou *médiatement*, comme le sucre de canne, la cellulose et l'amidon, qui doivent préalablement être transformés dans l'économie animale : le sucre de canne en glycose, la cellulose et l'amidon en dextrine et glycose, etc. ; tandis que les matières hydrocarbonées, qui ne sont ni fermentescibles ni décomposables par les acides faibles ou les alcalis étendus, telles que la cellulose fortement agrégée, le ligneux et la mannite, échappent nécessairement chez l'homme à l'action digestive et assimilatrice, ou, pour mieux dire, aux réactions chimiques intraviscérales qui président au grand acte de la nutrition.

Dans ce Mémoire nous démontrions, en outre, que les matières amyloïdes, pour devenir absorbables, doivent forcément éprouver la transformation glycosique, et nous annoncions avoir découvert dans la salive humaine un ferment spécial qui préside à cette transformation, ferment que nous avions isolé et nommé *diastase animale*, à cause de son analogie ou identité avec la diastase végétale.

Et comme résumé de toutes ces recherches nous arrivions à cette conclusion que :

« Dans tous les animaux, sans exception, la saccharification des matières féculentes se fait sous l'influence de la diastase qui existe à l'état normal dans le liquide sécrété par les glandes salivaires. Cette transformation des amylacés en glycose par la diastase animale, loin d'être un fait pathologique, ainsi qu'on l'avait cru jusqu'ici, est un fait physiologique et nécessaire; car, sans cette transformation, les matières féculentes cesseraient d'être alimentaires, puisqu'elles ne sont pas absorbables et qu'elles ne le deviennent qu'après avoir subi l'action de la diastase.

» La glycose doit, pour éprouver le phénomène de la combustion organique, être transformée par les alcalis du sang en de nouveaux produits dont les principaux sont, selon toute probabilité : l'acide kalyglycosique, l'acide formique et l'ulmine.

» Si l'alcalinité du sang ne suffit pas pour la transformation de la matière sucrée (le sang étant devenu trop peu alcalin), cette transformation ne peut avoir lieu ; le sucre devient un corps étranger dans l'économie, et comme tel il est rejeté par les glandes rénales. C'est le cas du diabète sucré ou glycosurée (1). »

Les recherches que nous venons de rappeler

(1) Mialhe, *Mémoire sur la digestion et l'assimilation des matières amyloïdes et sucrées* (*Gazette médicale*, 1846).

furent accueillies avec une grande bienveillance; elles furent l'objet d'un rapport favorable de la part d'une Commission composée de MM. Magendie, Flourens, Milne Edwards, et Payen, rapporteur, dont voici les conclusions :

« En résumé, la Commission a l'honneur de pro-
» poser à l'Académie d'engager M. Mialhe à pour-
» suivre ses recherches expérimentales sur la théorie
» et le traitement du diabète sucré.

» Quant au Mémoire présenté le 31 mars 1845,
» les faits nombreux et exacts qu'il renferme, et la
» découverte de la *diastase animale* dans la salive
» humaine, paraissent à votre Commission d'une
» assez grande importance pour lui mériter l'appro-
» bation de l'Académie; la Commission aurait même
» proposé d'accorder l'insertion dans le *Recueil des*
» *savants étrangers*, si elle n'avait appris que ce
» Mémoire doit être prochainement imprimé (1). »

La Commission dont nous venons de relater les conclusions, nous engagea, en outre, à prier l'Académie d'admettre notre Mémoire au nombre des pièces de concours pour le prix de physiologie expérimentale, ce que nous fîmes; mais les commissaires de ce concours jugèrent convenable de ne pas faire figurer notre Mémoire au nombre des pièces pour

(1) Payen, *Comptes rendus de l'Académie des sciences*, 23 mars 1846.

l'année 1846, et de le renvoyer à une année subséquente; voici pour quels motifs :

Trois mois après la lecture de notre travail relatif à la digestion des matières amyloïdes et sucrées, MM. Cl. Bernard et Barreswil communiquèrent à l'Académie des sciences un mémoire ayant pour conclusions que:

» Dans le suc gastrique, le suc pancréatique et la
» salive, il existe un principe organique actif dans
» la digestion, qui leur est commun, et que c'est
» seulement la nature de la réaction qui fait différer
» le rôle physiologique de chacun de ces liquides, et
» qui détermine leur aptitude digestive pour tel ou
» tel principe alimentaire.

» Les expériences qui sont consignées dans notre
» mémoire apprennent qu'au sein d'une réaction
» alcaline, ces trois fluides transforment l'amidon cuit
» et ne digèrent pas la viande, tandis qu'au sein d'une
» réaction acide, ils dissolvent la viande et ne trans-
» forment pas l'amidon cuit (1). »

Cette proposition de Barreswil (car il est indubitable que c'est à lui seul qu'il faut la rapporter) :

« Qu'il existe dans le suc gastrique, le suc pancréatique et la salive, un principe organique actif dans la digestion, qui leur est commun, » fit, peu

(1) Cl. Bernard et Barreswil, *Comptes rendus de l'Académie des sciences*, 7 juillet 1845.

de temps après son apparition, beaucoup de prosélytes. M. Dumas, séduit par sa simplicité, l'appuya un instant de toute l'autorité de son nom (1). En agissant ainsi M. Dumas faisait abnégation de ses recherches sur la digestion de la fibrine, recherches faites en commun avec M. Cahours, et dont les conclusions pleines de justesse et diamétralement opposées à la proposition de Barreswil, étaient que :

« Dans le suc gastrique il y a deux agents : l'acide qui ramollit et gonfle la matière azotée ; la pepsine ou la chymosine qui en détermine la liquéfaction par un phénomène analogue à celui de la diastase sur l'amidon (2). »

Que pouvions-nous faire alors ?

En appeler de nouveau au jugement de la Commission qui avait sanctionné notre travail sur la découverte de la diastase animale, ou bien en appeler à de nouvelles recherches, à de nouvelles expérimentations, c'est ce dernier parti que nous prîmes, et l'année suivante (1847) nous lûmes à l'Académie des sciences un *Mémoire sur la digestion et l'assimilation des matières albuminoïdes*, ayant pour but l'étude du rôle chimico-physiologique du suc gastrique, dont les conclusions sont :

« Que dans les liquides digestifs des animaux, il existe, actuellement bien connus, deux principes or-

(1) Dumas, *Traité de chimie*, t. VIII, p. 610 et 611.
(2) *Ibid.*, t. VI, p. 380.

ganiques actifs dans la digestion : la *diastase* et la *pepsine*.

» Que la chymosine, la gastérase et la pepsine, jouissant de propriétés semblables, doivent être considérées toutes trois comme un seul et même composé chimique, composé auquel il convient de conserver le nom de pepsine.

» Que la transformation physiologique de l'amidon est uniquement opérée par la diastase, et que la transformation des viandes et de ses congénères est uniquement effectuée par la pepsine :

» Que les fluides diastasiques sécrétés par les glandes salivaires et par la glande pancréatique, en présence des acides n'acquièrent pas la propriété de digérer la viande ; et que le suc gastrique proprement dit, rendu légèrement alcalin, ne devient apte à transformer l'amidon en dextrine et en glycose qu'autant qu'il renferme, en même temps que la pepsine, une certaine quantité de diastase salivaire, car la pepsine alcalisée ne joue jamais le rôle de la diastase ;

» Le rôle des acides dans le suc gastrique est de faciliter la dissolution des matières alimentaires qui ne sont pas naturellement solubles dans l'eau.

» Les expériences que nous avons faites à ce sujet nous ont démontré que dans la digestion de la fibrine, du gluten, de l'albumine, du caséum, l'action de l'acide est une action purement efficiente ou prédisposante, et que les acides agissent, à l'égard des aliments albumineux, comme la chaleur et le broyage à l'égard des matières alimentaires féculentes ; quant au rôle de la pepsine ou ferment gastrique, il est là pour transformer les albumineux en un nouveau produit assimilable, l'*albuminose*. Donc :

» Le suc gastrique proprement dit, se composant de deux agents principaux, acide et ferment, l'acide n'est propre qu'à gonfler, hydrater, préparer les matières.

» C'est le ferment, la pepsine, qui opère uniquement la transformation des matières albumoïdes ; tandis que la diastase, fournie par les glandes salivaires et par la glandepancréatique, et complétement distincte de la pepsine, opère uniquement la transformation des matières amyloïdes.

» La chymification se trouve, par les expériences contenues dans ce Mémoire, rétablie dans son rôle de phénomène indispensable à la digestion préparatoire.

» Le produit ultime de la transformation des matières albuminoïdes est l'*albuminose*, corps qui est, comme la glycose, seul propre à l'assimilation et à la nutrition.

» Sous l'influence de deux ferments, la diastase et la pepsine, les animaux peuvent digérer simultanément lesaliments féculents et les aliments albumineux, et dans cette double digestion, les phénomènes chimico-physiologiques se réduisent à trois temps principaux :

» 1^er^ temps : désagrégation et hydratation ;

2^e^ temps : production d'une matière transitoire, dextrine pour les aliments amylacés, chyme pour les aliments albumineux ;

3^e^ temps : transformation de cette matière en deux substances éminemment solubles, transmissibles à travers toute l'économie, propres à l'assimilation et à la nutrition, dont l'une, produit final des matières amyloïdes, est la glycose, l'autre, produit final des matières albuminoïdes, est l'albuminose.

« *La digestion n'est donc pas la simple dissolution des aliments* (1). »

Telles sont les conclusions générales auxquelles nous avaient conduit, il y aura bientôt trente ans, nos recherches relatives aux phénomènes chimiques qui ont lieu pendant l'acte de la digestion. Nous allons actuellement mettre sous les yeux de l'Académie les appréciations diverses auxquelles nos recherches expérimentales ont donné lieu.

(1) Mialhe, *Mémoire sur la digestion et l'assimilation des matières albuminoïdes* (*Union médicale*, 1847).

## DIGESTION DES MATIÈRES AMYLOÏDES

A l'égard de la digestion des amylacés, nous avons été accusé, d'une part, d'avoir exagéré le rôle chimique de la salive, et d'autre part, d'avoir négligé de tenir compte de l'effet neutralisant des acides gastriques sur son principe actif : la diastase.

La première de ces accusations a pour base ce passage de notre Mémoire sur la digestion des substances amyloïdes et sucrées :

« Nous avons cherché quels phénomènes chimiques pouvaient être cause de la transformation de l'amidon en dextrine et glycose, et nous nous sommes convaincu, par une foule d'expériences, que cette transformation était *uniquement effectuée par la salive;* et nous sommes arrivé ainsi à la découverte d'un principe actif analogue à la diastase par ses propriétés physiques et chimiques. »

Or, ce que nous avons écrit en 1845, nous le pensons encore aujourd'hui ; seulement nous avons omis de dire que par le mot *salive* nous entendons parler à la fois de la salive buccale et de la salive pancréatique. Et ce qui prouve que telle est bien réellement notre pensée, c'est que, le jour même de la lecture de notre Mémoire à l'Académie des sciences, nous annonçâmes à plusieurs physiologistes, et notamment à Flourens, alors secrétaire perpétuel, que dans un prochain travail nous espérions démontrer la présence de la diastase dans le suc pancréatique, attendu qu'il est tout à fait évident pour nous que tous les animaux qui se nourrissent de féculents doivent être forcément pourvus d'un ferment diastasique propre à transformer les aliments amyloïdes en dextrine et en glycose, et cela parce que, sans cette indispensable transformation, ce genre d'aliment ne saurait concourir à la nutrition; et pour asseoir cette assertion fondamentale, nous nous basons sur les arguments suivants :

1° Sur ce que la majorité des physiologistes s'accordent à considérer le suc pancréatique comme étant analogue à la salive, sinon identique; c'est ainsi que, dans un temps déjà bien éloigné de nous, Galien avait constaté qu'autour des intestins étaient des *glandes sécrétant un liquide analogue à la salive;* que Siebold, il y a près d'un siècle, désignait le pancréas sous le nom de *glande salivaire abdominale*, opinion adoptée par les physiologistes allemands, puisqu'ils dénomment cette glande sous le nom de *Bauchspicheldrüse;*

2° Sur cette observation de Krimer : que les maladies du pancréas amènent la constipation et l'amaigrissement; aussi cet auteur attribue-t-il au suc pancréatique non-seulement le pouvoir de neutraliser, mais encore celui d'étendre et de dissoudre;

3° Enfin, sur ce fait capital, découvert par Leuret et Lassaigne, que le suc pancréatique compte la *ptyaline* au nombre de ses principes constituants, substance que nos recherches nous ont démontré n'être autre chose que la diastase ayant perdu sa *vitalité*, c'est-à-dire son pouvoir spécifique, par suite de la température à laquelle elle a été soumise pendant sa préparation. On sait que, pour obtenir la ptyaline, Berzelius recommande d'évaporer la salive à 80°, température à laquelle la diastase perd toute sa spécificité. C'est donc une erreur grave que de penser, avec quelques physiologistes modernes, que la ptyaline et la diastase constituent un seul et même principe ; et cette erreur, nous avons le regret d'être appelé à le dire, est précisément due à l'illustre auteur de la découverte de la ptyaline, puisqu'en rendant compte de nos recherches sur la salive il s'est exprimé ainsi :

« M. Mialhe a trouvé que la matière particulière de la salive, à laquelle j'ai donné le nom de *ptyaline*, *partage avec la diastase la propriété de convertir l'amidon en sucre de raisin et en dextrine* (1). »

Que l'on ne pense pas toutefois qu'en énumérant, comme nous venons de le faire, les considérations qui nous ont fait pressentir la présence de la diastase dans le suc pancréatique, nous ayons en vue de

(1) Berzelius, *Rapport annuel sur les progrès de la chimie*, 1846, p. 481.

réclamer l'honneur de la découverte de son principe actif, car il n'en est rien; cet honneur revient de droit à MM. Bouchardat et Sandras, qui ont éclairé l'histoire chimique du suc pancréatique, au même titre que nous avons éclairé l'histoire chimique de la salive; telle est du moins la manière de voir du savant professeur de physiologie de la Faculté de médecine de Paris, ainsi que ce passage le prouve :

« MM. Bouchardat et Sandras ont adressé à l'Académie des sciences, en 1845, un Mémoire plein d'intérêt sur les fonctions du pancréas, Mémoire qui fait le pendant à celui que M. Mialhe avait présenté à l'Académie dans la même année (31 mars 1845), sur les propriétés de la salive (1). »

Quant à l'accusation relative à l'incompatibilité des acides gastriques avec la diastase, voici comment nous l'avons combattue en 1846, dans notre Mémoire sur la digestion des matières albuminoïdes :

« Il n'est pas exact d'admettre que les substances alimentaires féculentes, arrivant imprégnées de salive dans l'estomac, n'y éprouvent aucune modification, parce que les acides empêchent la diastase salivaire d'exercer son action saccharifiante. En effet, cette condition n'existe qu'autant que l'amidon, la diastase et l'acide sont seuls en présence ; aussitôt qu'une substance albumineuse est ajoutée, elle s'empare

(1) P. Bérard, *Cours de physiologie*, t. II, p. 401.

immédiatement d'une portion de l'acide, qui a beaucoup d'affinité pour elle, et la diastase reprend tout ou partie de son pouvoir saccharifiant. Or presque jamais les aliments amylacés ne se trouvent seuls dans la cavité stomacale. »

C'est donc à tort que quelques physiologistes ont cru que la salive perdait son pouvoir saccharifiant par l'addition d'un acide quelconque, et par conséquent qu'elle ne pouvait opérer la transformation de l'amidon en dextrine, puis en glycose, dans l'estomac, par cela seul qu'elle y rencontre le suc gastrique, qui est acide : les expériences de MM. Jacubowitsch, Frerich, Lehmann, Longet, Bidder et Schmidt, Grunewald, qui confirment les nôtres, ont parfaitement bien établi le contraire ; bien plus, ces expérimentateurs ont été plus explicites que nous, puisqu'ils s'accordent tous sur ce point, qu'en présence des acides, la salive transforme aussi promptement et aussi complétement l'amidon en glycose qu'en présence des alcalis. M. Grunewald seul a remarqué que la transformation de l'amidon en sucre est moins rapide dans l'estomac que lorsqu'on fait usage de salive buccale non mélangée d'acide (1). Là est la vérité.

Les physiologistes, en étudiant le rôle chimique de la salive au point de vue de la digestion, n'ont pas

(1) Milne Edwards, *Leçons de physiologie*, t. VII, p. 62 et 63.

tenu un compte suffisant de son alcalinité. M. Donné avait bien, il est vrai, avancé : « que la principale utilité de la salive est de saturer, dans l'intervalle des repas, par son alcali, l'acide du suc gastrique »; mais il est arrivé à cette opinion ce qui arrive toujours aux opinions exagérées : elle n'a pas été admise.

« Il est peu vraisemblable, dit à ce sujet le professeur P. Bérard, que la nature crée des rouages destinés à se neutraliser ainsi l'un l'autre (1). » La vérité est cependant que le rôle de la salive est complexe; elle ne borne pas seulement son action, comme on l'a cru pendant longtemps, à faciliter la formation et le glissement du bol alimentaire; elle intervient certainement, en outre, dans l'acte de la dissolution et de la saccharification des féculents; et enfin, de plus, par son alcalinité, elle tend à modérer l'excès d'acidité du fluide gastrique, ainsi que nous allons tâcher de l'établir.

Et d'abord il est incontestable que, hors le temps des repas, la salive neutralise l'acidité du suc gastrique, ainsi que le pense M. Donné; cela explique pourquoi Montègre, qui avait la faculté de vomir à volonté, ayant examiné son suc gastrique étant à jeun, le trouva souvent complétement neutre; et dit à ce sujet le savant physiologiste Burdach :

(1) P. Bérard, *Cours de physiologie*, t. I, p. 734.

« Eberle pense à peu près comme M. Donné, parce qu'après avoir rendu beaucoup de salive dont il avait besoin pour ses expériences, il éprouva de la soif, de la répugnance pour les aliments, et une sensation analogue à celle du soda dans la région cardiaque, accidents qui devinrent plus prononcés sous l'influence des acides, mais que l'eau et les aliments firent disparaître (1). »

En nous livrant à nos recherches sur la diastase salivaire, nous éprouvâmes souvent aussi nous-même, après avoir rendu beaucoup de salive, cette sensation pénible, si bien décrite par Eberle, et pour nous en débarrasser nous eûmes recours à la magnésie et au bicarbonate de soude, agents qui, par leur action neutralisante, nous en délivrèrent comme par enchantement. Ce fait démontre que chez l'homme, au moins, l'introduction des alcalis dans l'estomac a pour effet de saturer tout ou partie du suc gastrique acide, contrairement à ce qui se passe chez certains animaux. On sait que M. Cl. Bernard a constaté que les alcalis jouissent de la propriété d'exciter les glandes de l'estomac et de provoquer énergiquement leur sécrétion, au point même que, chez le chien, la partie du suc gastrique neutralisée par l'introduction d'un alcali dans sa cavité stomacale est compensée et au delà par l'apport nouveau, si bien, dit cet éminent

(1) Burdach, *Traité de physiologie*, t. VIII, p. 267 et 268.

physiologiste ; que le résultat final est différent de celui qu'on aurait pu attendre (1).

Aux remarques qui précèdent, nous allons actuellement joindre quelques considérations générales sur

(1) Cl. Bernard, *Physiologie générale (Revue scientifique*, 18 novembre, 1873, p. 421).

*Nota*. Depuis la rédaction de notre article concernant l'action des alcalins, M. le docteur Charvet, lauréat de la Faculté de médecine de Paris, a fait quelques réserves aux conclusions de M. le professeur Cl. Bernard, que nous croyons devoir reproduire ici :

« Des expériences ont bien démontré, dit-il, que l'ingestion d'une solution alcaline excite la sécrétion de l'estomac, et que, dans un temps très-court, les liquides stomacaux redeviennent acides ; « comment, dès lors, espérer guérir les dyspepsies acides par l'emploi des alcalins », disait Trousseau. Au moment où Trousseau parlait ainsi, des faits bien observés le contredisaient chaque jour, et montraient que la question était mal posée et la logique du professeur en défaut, bien que l'expérience fût rigoureusement exacte. En effet, si l'on ne se borne pas à une seule dose d'alcalins ; si chaque jour on fait absorber, en plusieurs doses, une certaine quantité de médicament, l'estomac cesse peu à peu de réagir contre l'introduction des substances alcalines, et l'acidité ne se reproduit plus. Ce fait nous a été plusieurs fois démontré par l'examen des matières vomies par les malades soumis au traitement par les eaux alcalines (*a*).

Plus récemment encore, M. le docteur Ch. Richet (dans sa thèse pour le doctorat ès sciences, p. 91) s'est exprimé ainsi :

« Quelques médecins ont cru que l'usage des alcalins (eau de Vichy, etc.) augmentait l'acidité de l'estomac en provoquant une sécrétion acide plus abondante. L'expérience 46 prouve que cette hypothèse n'est pas exacte. »

L'assertion des docteurs Charvet et Ch. Richet est l'expression de la vérité, ainsi que nous en avons été plusieurs fois témoin.

(*a*) H. Charvet, *Le diabète sucré du docteur Arnold Cantani*, traduit et annoté par le docteur H. Charvet, p. 437, 1876.

le rôle que M. Donné a assigné à l'alcalinité de la salive ; seulement nous commencerons par faire observer qu'à nos yeux l'alcalinité salivaire est tout aussi utile pendant la digestion que pendant l'abstinence; contrairement à son assertion. Toutefois, en nous exprimant ainsi, nous n'avons nullement la pensée d'affaiblir le bienfait que la salive rend à l'économie dans l'intervalle des repas, car ce rôle est considérable, ainsi que nous allons en fournir la preuve.

Magendie a parfaitement démontré que la gomme ne saurait être comptée au nombre des aliments proprement dits ; or, bien que cette opinion ait été sanctionnée par deux faits physiologiques importants, acquis depuis lors à la science : le premier, c'est que la gomme appartenant aux groupes des substances hydrocarbonées qui ne sont ni fermentescibles ni décomposables par les acides faibles ou les alcalis étendus, telles que la cellulose fortement agrégée et la mannite, doit échapper comme elles à l'action digestive et assimilatrice ; le second ; c'est que la gomme marchant en tête des matières colloïdes, c'est-à-dire des matières inaptes à éprouver le phénomène de l'absorption, ne saurait, par conséquent, concourir au grand acte de la nutrition. Quelques physiologistes considèrent, néanmoins, la gomme comme appartenant à la classe des matières alimentaires, et continuent à penser, avec un savant professeur de Strasbourg, que :

« La gomme est un aliment, quoique Magendie prétende qu'elle ne puisse servir à l'entretien de la vie. Le rapport des voyageurs est trop unanime sur ce point, pour qu'on ne doive pas révoquer en doute l'exactitude des expériences du célèbre physiologiste. Les nations qui vivent le long du Niger, les Maures de l'intérieur de l'Afrique, qui s'occupent de la récolte de la gomme, ainsi que les Bédouins, vivent presque exclusivement de cette substance. Paterson dit que les singes en sont très-friands et qu'ils s'en nourrissent, et il ajoute que les Nimiquois n'ont d'autre aliment que la gomme (1). »

Voici ce que nous pensons de ces assertions, si explicitement exprimées, au sujet des qualités nutritives de la gomme. Nul doute que les Maures, les Bédouins, les Nimiquois et les singes, ne puissent vivre un certain nombre de jours en n'introduisant dans leurs cavités stomacales d'autres substances *solides* que de la gomme ; la chose est pour nous indubitable, mais nous ferons observer qu'ils vivent alors uniquement à la manière de Granier (dont il est parlé dans la *Physiologie de Richerand*, 10e édit., t. I, p. 199), qui a vécu pendant soixante-deux jours en ne buvant que de l'eau, c'est-à-dire qu'ils deviennent, comme ce dernier, momentanément *autophages*, aussi pensons-nous que si l'on venait à les peser à la

(1) Fée, *Cours d'histoire naturelle pharmaceutique*, t. II, p. 45 et 46.

fin de leur abstinence on constaterait que leurs corps auraient singulièrement diminué de poids : celui de Granier était descendu à 26 kilogrammes. Faisons remarquer toutefois que si Granier avait vécu dans un climat aussi chaud que l'est celui des Maures, des Bédouins, etc., la déperdition de son corps eût été moindre, attendu que la chaleur du milieu ambiant économise les phénomènes chimiques de l'organisme qui, comme on sait, sont la source de la chaleur animale. — L'ingestion de la gomme, dans les conditions hygiéniques précitées, n'a d'autre effet avantageux que d'activer la sécrétion salivaire, et par suite de neutraliser, ou tout au moins d'atténuer, l'acidité de l'estomac, attendu que pour conjurer la sensation douloureuse qui constitue le pyrosis, qui est d'ordinaire une des conséquences de l'abstinence, la saturation complète du suc gastrique n'est pas indispensable, ainsi qu'Eberle l'a constaté sur lui-même, et ainsi que le prouve l'observation de Granier, qui ne faisait qu'étendre son suc gastrique dans une énorme quantité d'eau.

En résumé, la diastase animale contenue dans la salive mixte joue un rôle incontestable dans la digestion des herbivores et des omnivores.

La diastase effectue d'autant plus complétement son action saccharifiante sur les matières féculentes qu'elle agit dans un milieu neutre, alcalin ou peu acide : un excès d'acide entrave son action d'une manière sensible, bien que quelques expérimentateurs aient affirmé le contraire.

La présence de ce ferment digestif est constante dans la salive de tous les animaux pourvus de glandes salivaires, seulement il s'y rencontre en proportion bien différente suivant les espèces; il existe en proportion marquée chez les herbivores et chez les omnivores, et en proportion infiniment moindre chez les carnivores. En un mot, la diastase existe dans un liquide salivaire en proportion d'autant plus marquée que celui-ci est appelé à exercer son action transformatrice sur une matière alimentaire plus riche en amidon; ainsi elle existe en proportion relativement énorme dans la salive de l'homme qui fait un usage journalier d'aliments féculents ; tandis que la salive d'un enfant à la mamelle ne produit dans l'empois qu'un changement très-faible : MM. Bidder et Schmidt ont en effet constaté que la salive d'un enfant de quatre mois ne détermine la formation du sucre qu'avec une extrême lenteur (1).

Ce que nous venons d'établir à l'égard de la diastase, se présente également avec la pepsine. Tant que le veau est nourri avec le lait de sa mère, le liquide digestif contenu dans sa caillette est très-chargé de pepsine, tandis que lorsque arrive le moment où il commence à se nourrir exclusivement de fourrage,

(1) Milne Edwards, *Leçons de physiologie*, t. VII, p. 65.

la proportion de pepsine qu'il renferme est beaucoup moindre. Et il en est de même chez les enfants à la mamelle : tandis que, comme nous venons de le dire, leur salive est très-pauvre en diastase, par contre, leur suc gastrique est très-riche en pepsine, fait qui explique pourquoi le lait se caille si promptement lorsqu'il pénètre dans leur cavité stomacale.

## DIGESTION ET ASSIMILATION DES MATIÈRES ALBUMINOÏDES.

Dans ce Mémoire, lu à l'Académie des sciences le 3 août 1846, nous avions pour but la solution de trois questions principales sur chacune desquelles nous allons jeter un coup d'œil rétrospectif.

1° *Existe-t-il, un ou plusieurs ferments? Quelle différence présentent la pepsine, la chymosine, la gastérase et la diastase?*

En réponse à la première de ces questions nous fûmes conduit à établir en principe, que *la transformation des féculents et des albumineux s'opère par deux ferments bien distincts : la diastase et la pepsine.*

Nos recherches à ce sujet trouvèrent, tout d'abord, peu de créance auprès des chimistes et des physiologistes, tant on était porté, en ce moment, à croire, avec Barreswil, à l'existence d'un ferment digestif unique, pouvant effectuer la transformation des féculents dans un milieu alcalin et la transformation des albumineux dans un milieu acide; cependant la vérité ne tarda pas à se faire jour. Dans le courant de l'année 1847, M. Dumas nous demanda si décidément nous étions bien certain de la présence de deux agents digestifs dans les liquides de la digestion, et comme notre réponse fut des plus affirmatives il nous pria de le rendre témoin des faits sur lesquels notre conviction était basée; et avant même que nos expériences fussent entièrement terminées, il s'écria sans hésiter: « Il y a deux ferments! » — A peu près à la même époque, P. Bérard, professeur de physiologie à la Faculté de médecine de Paris, nous pria aussi de le mettre à même d'apprécier les motifs qui nous avaient conduit à admettre la présence de deux ferments actifs dans la digestion, et, après avoir assisté à l'exposition de nos recherches expérimentales, il arriva à la même conclusion que M. Dumas; si bien que, peu de temps après, en parlant de l'idée d'un principe digestif unique, il s'exprimait ainsi : « Cette doctrine, à laquelle j'ai quelque raison de croire que les auteurs ne tiennent plus beaucoup aujourd'hui, me paraît avoir été complétement réfutée par M. Mialhe (1). »

Ce qui avait été prévu par M. Bérard est, en effet, arrivé: non-seulement M. le professeur Cl. Bernard

(1) P. Bérard, *Cours de physiologie*, t. II, p. 149.

admet aujourd'hui l'existence de la diastase et de la pepsine, mais il a lui-même découvert, en outre, un troisième ferment participant à la fermentation digestive ; ce ferment, qu'il a désigné sous le nom de ferment *inversif*, parce qu'il a pour mission de transformer le sucre de canne ou saccharose en un mélange de glycose et de lévulose, est contenu dans le suc digestif existant dans toute la longueur de l'intestin grêle. Bien plus, ce savant physiologiste admet en outre, comme nous l'admettons nous-même, que : « *la nutritition dépend d'une fermentation, ou pour mieux dire, d'une série de fermentations* (1). »

### 2° *Quel est le rôle des acides dans l'acte de la fermentation digestive?*

Ce rôle a été découvert, mais sans en préciser tout à fait la portée, par MM. Dumas et Cahours :

« Dans le suc gastrique il y a deux agents : l'acide qui *ramollit* et *gonfle* la matière azotée ; la pepsine ou la chymosine qui en détermine la *liquéfaction* par un phénomène analogue à celui de la diastase sur l'amidon (2). »

Or, nos recherches nous ont appris que l'acide ne se borne pas seulement à gonfler, à ramollir; son action va plus loin, il transforme les matières albu-

(1) Cl. Bernard, *Revue scientifique*, 6 décembre 1873.
(2) Dumas, *Traité de chimie*, t. VI, p. 380.

moïdes en un produit analogue à la caséine, dont il offre les principaux caractères ; c'est pourquoi nous avons proposé de le désigner sous le nom de matière *caséiforme*.

C'est ce produit qui constitue le *chyme*, et c'est uniquement sur lui que la pepsine effectue son action transformatrice, par un phénomène, non-seulement analogue, ainsi que l'avaient pensé MM. Dumas et Cahours, mais tout à fait identique à celui de la diastase sur l'amidon.

3° *Quel est le rôle des ferments.*

A l'époque où nous commençâmes nos recherches sur la digestion des matières albumoïdes, il est incontestable que le plus grand vague régnait encore sur la nature chimique du suc gastrique, et que le seul point important sur lequel tous les auteurs étaient d'accord, c'est que ce liquide organique constituait un menstrue spécial, capable d'opérer la fluidification de certaines matières alimentaires, tant au dehors qu'en dedans du corps.

Mais cette fluidification opère-t-elle une simple dissolution des substances alimentaires, ou bien détermine-t-elle, en outre, une transformation chimique propre à les rendre assimilables ?

En réponse à cette importante question on ne trouvait alors que des doutes et des opinions contradictoires. Partant de l'idée de la fluidification simple, Hecquet et plusieurs physiologistes des temps modernes, MM. Beaumont, Leuret et Lassaigne, Bouchardat et Sandras, Blondelot, et même Gmelin et Tiedemann et Eberle, qui, les premiers avaient cependant reconnu la plupart des changements chimiques dont l'estomac est le théâtre, prétendaient que la digestion est une simple fluidication, plutôt qu'une véritable transformation.

Une grande autorité scientifique, M. Dumas, partageait aussi cette opinion et la soutenait ainsi : « A » proprement parler, disait-il, aucune substance or- » ganique ne se crée, ni dans le tube digestif, ni » ailleurs. Les principes qui doivent passer dans le » sang, et plus tard s'ajouter à la substance de l'ani- » mal, préexistent dans les aliments, ou ne subissent » dans le tube digestif que des modifications qui » ont pour but de les rendre solubles ou de les di- » viser (1). »

Tandis que les physiologistes, qui regardaient la digestion comme une transformation chimique, rappelaient, en faveur de leur théorie, qu'Alexandre Marcet, Prout et Brodie avaient remarqué qu'il y a généralement absence d'albumine non coagulée dans le liquide contenu dans l'estomac pendant la digestion.

Gmelin et Tiedemann avaient reconnu eux-

(1) Dumas, *Traité de chimie*, t. VIII, p. 607.

mêmes: 1° que l'amidon est transformé, pendant le travail digestif, en dextrine et en sucre de raisin ou glycose ; 2° que l'albumine est changée en une matière soluble spéciale; 3° que la gélatine est également modifiée, qu'elle n'est plus capable de se prendre en gelée, et qu'elle n'est plus précipitable en filaments par le chlore, etc. ; 4° enfin, qu'il existe dans le chyme une matière azotée importante au point de vue physiologique, qui n'est pas précipitée par les acides, ni coagulée par la chaleur, mais qui précipite par le tannin et par les sels solubles de plomb, d'argent et de mercure. Cette même matière avait été aussi signalée par MM. Prévost et Morin (de Genève) dans le chyme des moutons et des lapins.

D'après cet exposé succinct de l'état de la science au commencement de nos recherches, on conviendra que les phénomènes de la digestion n'étaient point alors suffisamment connus et nécessitaient une étude nouvelle.

Or, en montrant le rôle de la pepsine dans la transformation des aliments albumineux ; en précisant la nature de son produit de métamorphose, qui avait déjà été entrevu par un certain nombre de chimistes ; en faisant connaître la théorie de sa formation, et surtout en en déterminant la signification physiologique, nous espérons avoir éclairé d'un jour tout nouveau les phénomènes chimico-physiologiques de la digestion des matières albuminoïdes.

Nous avons fait voir, en effet, que ce produit final, que nous avons désigné sous le nom d'*albuminose*, est aux aliments azotés ce que la glycose est aux aliments amyloïdes. Qu'il nous soit permis d'en rapporter quelques preuves.

On sait que l'albumine dissoute dans le suc gastrique naturel et injectée dans les veines d'un animal, est assimilée, car on n'en constate pas la présence dans l'urine ; tandis que l'albumine simplement dissoute dans l'eau arrive en nature dans ce liquide excrémentitiel (Cl. Bernard et Barreswil).

Ces faits s'expliquent naturellement.

L'albumine qui n'a subi aucune transformation préalable à son injection est inapte à éprouver le phénomène de l'assimilation ; mais mise en contact avec la pepsine du suc gastrique acide, elle se transforme en albuminose et devient ainsi assimilable. D'où l'on voit que l'albumine est à l'albuminose ce que le sucre de canne est à la glycose, c'est-à-dire que l'albuminose et la glycose, comme nous l'avons déjà dit, sont seules assimilables.

Nous avons répété avec succès les expériences de MM. Cl. Bernard et Barreswil, en remplaçant l'albumine par la caséine.

Quinze grammes de lait, préalablement soumis à l'action de la pepsine acidifiée, ont été injectés dans la veine jugulaire d'un gros lapin : aucune trace de caséum ne s'est montrée dans l'urine.

Quinze grammes de lait pur ont donné lieu, dans les mêmes circonstances, à une urine contenant une proportion très-manifeste de caséine ou caséum.

Pour dernière confirmation nous avons injecté comparativement dans les veines jugulaires de deux gros lapins, dans une expérience, de la fibrine transformée par l'action réunie de l'eau faiblement acidulée et de la pepsine, et dans une autre expérience, de la fibrine rendue soluble par l'eau simplement acidulée. Les choses se sont passées dans la première expérience comme nous nous y attendions : la fibrine transformée en albuminose s'est comportée comme le liquide correspondant de la digestion pepsinique de la fibrine, c'est-à-dire qu'elle a été assimilée, ainsi que nous nous en sommes assuré par l'inspection chimique de l'urine; tandis que la fibrine rendue soluble par de l'eau additionnée d'un peu plus d'un demi-millième d'acide chlorhydrique a déterminé instantanément la mort de l'animal, par suite de l'engorgement des capillaires du poumon : engorgement produit par le précipité insoluble, volumineux, que forme immédiatement la fibrine mise en présence des alcalis du sang, laquelle se trouve tout à coup privée de l'acide qui la tenait en dissolution.

Ces faits démontrent évidemment la nécessité de la transformation moléculaire des matières albuminoïdes en albuminose pour devenir assimilables.

Ils établissent en outre que, sans la pepsine, les aliments albumineux, non-seulement ne seraient point assimilables, mais qu'ils ne seraient même point absorbables, car, en supposant que les acides gastriques opérassent à eux seuls la fluidification de la viande et des autres matières azotées neutres, la dissolution acide de ces composés organiques alimentaires ne saurait éprouver le phénomène de l'absorption, puisque, aussitôt entrés dans le système général ils se trouveraient en contact avec des liquides alcalins qui en détermineraient la précipitation, et par conséquent en empêcheraient l'absorption.

*La digestion n'est donc pas une simple dissolution des aliments,* ainsi que nous l'avons déjà dit.

Cette théorie de la digestion des matières albuminoïdes, qui est, comme on voit, entièrement opposée à celle que Barreswil venait de mettre au jour, fut dans le principe assez froidement accueillie; mais elle ne tarda pas à être mieux appréciée, ainsi que nous allons le démontrer.

Peu de temps après la publication de notre Mémoire, le professeur P. Bérard s'exprimait ainsi dans son cours de physiologie à la Faculté de médecine de Paris :

« Tant que la science restait bornée aux résultats que je viens de mentionner, je vous confesse, Messieurs, que je n'éprouvais qu'une très-médiocre satisfaction sur l'état de nos connaissances sur ce poin de physiologie. Je voyais bien un ensemble de faits qui plaidaient pour la transformation de l'aliment par le fait de la digestion, mais il me semblait que l'on nous conduisait dans une impasse. A quoi bon, me disais-je, la transformation d'un principe immédiat quelconque en *gélatine*, lorsqu'il serait si simple d'avaler de la gélatine toute faite et de s'épargner ainsi les frais d'une digestion ? A quoi bon la transformation laborieuse de l'albumine en *osmazôme*, lorsque je peux faire usage direct de l'osmazôme? A quoi bon la formation laborieuse de l'*albumine* par l'action du suc gastrique sur l'aliment, lorsque je trouve en abondance l'albumine autour de moi ? Fort heureusement, ces faits ont pris depuis quelque temps une autre signification.

» Admettez, Messieurs, que toutes les matières albuminoïdes, à savoir la fibrine, l'albumine liquide, l'albumine concrète, la caséine, le gluten, substances qui, à titre de substances protéiques, ont beaucoup d'analogie entre elles et renferment à peu près les mêmes proportions d'oxygène, d'hydrogène, de carbone et d'azote; admettez, dis-je, que ces matières, une fois digérées par le suc gastrique, soient toutes converties par un simple changement isomérique en une substance qui ne sera ni fibrine, ni albumine, ni caséum, ni gluten; admettez que ce nouveau produit soit soluble dans les humeurs du corps, partant facile à absorber; admettez encore que cette substance, ayant au fond la même composition élémentaire que celles dont elle procède, c'est-à-dire la même proportion d'oxygène, d'hydrogène, de carbone et d'azote, soit apte à les reproduire dans le corps vivant, suivant les besoins de l'économie, et vous reconnaîtrez un but à la digestion stomacale.

» Eh bien ! Messieurs, une telle substance existe ; elle prend naissance par l'action du suc gastrique sur les matières albuminoïdes. Tous ces tâtonnements d'Eberle, de Schwann, de Simon, pour désigner la substance qui se produisait dans leurs digestions avec le suc gastrique artificiel, prouvent qu'ils avaient entrevu la substance dont nous parlons. Peu nous importe qu'ils l'aient nommée osmazôme, matière salivaire, gélatine, etc.; ce que nous constatons, c'est qu'ils avaient vu sa solubilité, son incoagulabilité ; ils avaient vu qu'elle différait de celle qui avait été mise en digestion.

» Bien plus, Tiedemann et Gmelin la décrivent, bien qu'ils ne la nomment pas.

» N'est-ce pas aussi cette matière que MM. Prévost et Morin (de Genève) ont décrite dans le *chyme* sous le nom de *matière gélatiniforme*, et à laquelle ils donnent pour caractères : de n'être ni précipitée par les acides, ni coagulée par la chaleur ?

» Enfin, M. Mialhe a proposé pour cette substance le nom d'*albuminose*. Il a exposé avec soin ses caractères; il est important que vous la connaissiez (1). »

Ce que le professeur Bérard a fait sur nos recherches appréciées au point de vue physiologique, le professeur Lehmann, de Leipzig, l'a fait de son côté au point de vue chimique; il a contrôlé nos expériences sur la fibrine, l'albumine, la caséine et le gluten, et les a complétées en les étendant à trois autres matières protéiques : la globuline, la vitelline et la légumine, et il a constaté que ces trois substances azotées se conduisent de la même manière que l'albumine, quand elles sont soumises à l'action du suc gastrique (2).

C'est à tort que quelques physiologistes ont pensé que nous avions considéré le résultat final de la digestion de toutes les matières albuminoïdes comme constituant un principe identique quant à sa composition intime; telle n'a jamais été notre manière de voir à ce sujet, ainsi que le passage suivant le témoigne :

« Il résulte des recherches consignées dans l'article précédent, que toutes les matières alimentaires albuminoïdes, *sans exception*, sont, en dernier résultat, transformées par la pepsine en une substance offrant toujours les mêmes réactions chimiques, bien que, *probablement, elle ait une composition chimique un*

(1) P. Bérard, *Cours de physiologie*, t. II, p. 155 et 156.

(2) Lehmann, *Lehrbuch der physiologischen Chemie*, t. II, p. 47.

*peu différente, suivant qu'elle provient de tel ou tel composé chimique* (1). »

Ce que nous avons voulu dire alors, et ce que nous maintenons encore aujourd'hui avec une conviction des plus profondes, c'est que les divers produits ultimes des divers genres d'aliments albumineux sont tous identiques en ceci : qu'ils ne précipitent ni par la chaleur, ni par l'acide azotique, ni par aucun des réactifs de l'économie animale, et, partant, qu'ils sont tous absorbables ; et nous pourrions ajouter assimilables, car les produits organisés ne deviennent assimilables qu'autant qu'ils ont perdu tout indice d'organisation, contrairement à l'assertion de quelques physiologistes.

Lehmann a cru devoir désigner l'*albuminose* sous le nom de *peptone*, pour rappeler qu'elle doit sa formation à la pepsine. Nous avons été très-heureux de voir nos recherches confirmées par celles d'un expérimentateur aussi habile ; seulement ce changement de nom a été la cause que quelques personnes lui en ont attribué l'honneur de la découverte ; ce savant était pourtant bien innocent du larcin qu'on lui prêtait, puisque, en rendant compte de notre *Chimie appliquée*, il s'est exprimé ainsi :

« Le chapitre relatif à la digestion est riche de faits et de recherches personnelles, principalement quant

(1) Mialhe, *Chimie appliquée à la physiologie et à la thérapeutique*, p. 124 et 125.

au produit ultime de la digestion des aliments azotés, produit que l'auteur a *le premier décrit avec soin et désigné sous le nom d'albuminose* (1). »

Nous persistons à croire que le nom d'albuminose convient mieux que celui de *peptone* au produit absorbé après la digestion des substances albuminoïdes, à cause de son analogie avec le mot *glycose*, qui désigne le produit absorbé après la digestion des matières amylacées. Pour le même motif, nous proposons de donner le nom d'*oléose* au produit absorbé après la digestion des corps gras.

## COROLLAIRE SUR LA DIGESTION DES ALIMENTS AMYLACÉS ET DES ALIMENTS ALBUMINEUX.

Dans un *Mémoire sur la dyspepsie et les maladies dyspeptiques*, M. le docteur Durand-Fardel a émis la proposition suivante :

« Tout individu qui mâche incomplétement, par suite du mauvais état des dents ou de la muqueuse buccale, ou pour cause de précipitation, est à peu près infailliblement dyspeptique (2). »

Comme M. Durand-Fardel, nous avons toujours

(1) Lhemann (*Schmidt's Jahrbücher*, 1856, n° 1, Leipzig).

(2) Durand-Fardel, *Annales de la Société d'hydrologie médicale*, 1866.

pensé que la digestion est d'autant plus prompte et plus complète que le bol alimentaire est mieux mâché, mieux broyé, mieux insalivé ; en un mot, qu'il a subi une mastication plus parfaite.

Mais les substances animales, tout comme les substances végétales, nécessitent-elles une mastication également parfaite?

Pour résoudre cette importante question, il est indispensable de rappeler en quelques mots l'ensemble des réactions chimiques qui président à la digestion de ces deux classes de matières alimentaires.

Sous l'influence de deux ferments, diastase et pepsine, comme nous avons dit plus haut, les animaux peuvent digérer simultanément les aliments amylacés et les aliments albumineux.

1° *Mastication des substances amyloïdes.* — Le premier temps de la digestion des substances végétales amylacées, la désagrégation et l'hydratation, est entièrement dû à la mastication ; c'est la mastication qui rend l'amidon que les organes des végétaux renferment apte à être transformé d'abord en dextrine, puis en glycose, à la faveur de la diastase existant dans les glandes salivaires et dans la glande pancréatique.

La digestion des aliments amylacés commence dans la bouche et se termine dans l'intestin grêle ; elle a lieu ainsi qu'il suit : broiement et insalivation dans la bouche; commencement de transformation qui peut être complète pour quelques parties; séjour plus ou moins prolongé dans l'estomac; pendant ce temps, l'action de la diastase peut être sensiblement paralysée par les acides gastriques, quand ils ne sont pas employés à la digestion des substances albumineuses; passage dans le duodénum et dans l'intestin grêle; les alcalis de la bile, du suc pancréatique et du suc intestinal, saturent les acides qui ont imprégné le bol alimentaire et rendent à la diastase salivaire toute son énergie; l'afflux du suc pancréatique complète la modification moléculaire des matières qui avaient échappé à l'action transformatrice du suc salivaire.

Il est donc évident que la condition essentielle d'une bonne digestion des aliments amylacés, c'est que la salive et le suc pancréatique soient sécrétés en quantité suffisante et mis en parfait contact avec la matière alimentaire qui doit devenir sucre d'amidon ou glycose. — Nous sommes sans action sur le suc pancréatique, et nous ignorons la cause qui en augmente la sécrétion; mais nous possédons des moyens propres à influencer la sécrétion salivaire; nous pouvons, par une mastication prolongée, agir très-efficacement sur l'insalivation et partant sur la digestion des féculents. C'est un fait d'observation, que les animaux qui ont l'appareil masticateur le plus parfait, sont ceux qui digèrent plus facilement la fécule crue. — Les vieillards privés de dents et incapables de broyer suffisamment les matières alimentaires convertissent imparfaitement la fécule en glycose, et sont ainsi exposés à de mauvaises digestions. — La prothèse dentaire a souvent remédié à des dyspepsies qui n'avaient d'autre cause qu'une mauvaise insalivation, par défaut de mastication suffisante des aliments. Dans un cas remarquable, l'agacement douloureux déterminé par la présence de dents artificielles provoquait la déglution avant que les aliments fussent suffisamment insalivés; il en était résulté des douleurs d'estomac et un amaigrissement qui disparurent complétement lorsque, sur notre avis, le malade, ancien chimiste de la Monnaie de Paris, se décida à mâcher plus lentement les substances alimentaires.

A cette observation nous pourrions en joindre beaucoup d'autres et notamment une ayant rapport à un chimiste habile, qui fut pendant longtemps un ardent défenseur de cette doctrine qui nie à la salive toute intervention chimique, et qui cependant, dans les dernières années de sa vie, atteint d'une affection dyspeptique, fut amené, par nos conseils, à comprendre l'indispensable nécessité d'une bonne insalivation, et à constater sur lui-même la bienfaisante intervention de la salive dans l'acte de la digestion des féculents.

Les enfants en bas âge digèrent très-imparfaitement les matières amylacées, parce que avant la première dentition l'insalivation est à peu près nulle; et en outre, parce que, chez les mammifères nouveau-nés, les glandes salivaires sont peu actives, ou, pour mieux dire, que leur salive est très-peu chargée de diastase, ainsi que MM. Bidder et Schmidt l'ont constaté (1).

Un fait qui prouve, jusqu'à la dernière évidence, que c'est bien à l'action transformatrice de la salive que doit être rapportée, en partie du moins, la cause de la digestion des amylacés, c'est que si l'on donne à de tout petits enfants des matières féculentes, préalablement mâchées et partant insalivées, ainsi que certaines nourrices ont l'habitude de le faire, leur digestion est à la fois plus facile et plus complète. Comme cette manière d'agir a quelque chose de repoussant, nous avons avancé, il y a déjà bien longtemps, qu'on arriverait au même résultat, en introduisant dans la bouillie une petite quantité de diastase ou une proportion équivalente d'orge germée (2). Notre bouillie diastasique, quelque rationnelle qu'elle soit, a, tout d'abord, trouvé peu de créance chez nos confrères, si ce n'est cependant auprès de quelques médecins aliénistes, notamment Pressat et Émile Blanche, qui l'ont plusieurs fois employée avec succès à l'aide de la sonde œsophagienne dans l'alimentation forcée de leurs malades. Aujourd'hui un accueil plus

(1) Milne Edwards, *Leçons de physiologie*, t. VII, p. 65.
(2) Mialhe, *Chimie appliquée*, p. 51.

favorable lui est accordé, grâce à l'intervention de l'un des plus grands chimistes de notre époque, Liebig, qui, en en régularisant la préparation, y a attaché un nom qui en assure le succès. Toutefois il est regrettable que cet illustre chimiste ait proclamé que son lait amylacé, diastasé, peut remplacer le lait maternel, ce qui est une erreur grave (1). Mais ce qui nous paraît incontestable, c'est qu'il peut remplacer avantageusement l'usage de la bouillie ordinaire, à l'époque de l'allaitement où l'on est dans l'habitude de l'administrer, car, comme Liebig l'a très-judicieusement fait observer :

« On ne saurait dire que l'amidon, dans la bouillie ordinaire, soit impropre à nourrir l'enfant ; mais il n'est pas moins vrai que, pour sa transformation en sucre dans l'estomac, on impose à l'organisme du

(1) Quelques personnes pensent qu'on peut substituer au lait le bouillon dans l'alimentation des enfants, cette substitution ne repose sur aucun motif valable, car les éléments qui entrent dans la composition du lait, le beurre, le sucre de lait et la caséine, se trouvent dans des conditions chimiques éminemment favorables à la digestion et à l'assimilation. Et, en effet, le beurre est de tous les corps gras le plus facilement oxydable ; le sucre de lait ou lactose, qui possède la même composition que la glycose, est, comme elle, décomposable immédiatement par les liquides alcalins de nos organes sous l'influence de l'*oxygène condensé dans le sang ;* enfin, le caséum, pour être transformé en albuminose ou peptone par la pepsine gastrique, n'a pas besoin d'être modifié moléculairement par un acide, comme les autres matières albuminoïdes. Le lait contient en outre une assez grande proportion de phosphate de chaux, sel indispensable au travail régulier de l'ossification.

nourrisson un travail inutile; on le lui épargne, par contre, en transformant préalablement l'amidon en sucre et en dextrine solubles. Cette considération explique l'emploi de l'orge germée ou du malt dans la préparation de mon lait artificiel (1). »

Voici enfin un dernier fait qui démontre clairement l'indispensable nécessité d'une insalivation parfaite pour l'entière digestion des féculents. Le comte de Rumford a constaté qu'à poids égal le pain pris en substance est plus nutritif que lorsqu'il est ingéré sous forme de soupe, ce qui tient à ce que l'insalivation est incomparablement plus parfaite dans le premier que dans le second cas.

En résumé, la digestion des substances alimentaires amyloïdes est d'autant plus complète et plus prompte que ces matières sont mieux mâchées, mieux insalivées, et par conséquent, une bonne mastication est un acte préparatoire absolument indispensable à la digestion des aliments amylacés.

2° *Mastication des substances albuminoïdes.* — Contrairement à ce que nous venons d'établir à l'égard des matières amyloïdes, la mastication ne fait éprouver aucun phénomène chimique aux aliments albumineux. Son action a presque uniquement pour but d'en favoriser l'introduction dans la cavité stomacale. C'est dans l'estomac que s'opère leur désagrégation, leur

(1) Liebig, *Comptes rendus de l'Académie des sciences*, 20 mai 1867.

hydratation, leur changement en chyme, et enfin leur transformation en albuminose ou peptone, sous la double influence des acides et de la pepsine gastriques. — Ajoutons que si ces aliments sortent de l'estomac sans avoir subi toutes les modifications nécessaires à l'absorption, ils ne sont pas pour cela perdus pour l'économie; ils trouvent dans l'intestin le suc pancréatique qui en complète la transformation, le suc pancréatique étant doné d'un pouvoir transformateur complexe qui lui permet d'être en même temps l'agent complémentaire de la digestion des substances amylacées et des substances albuminoïdes; le premier de ces faits a été constaté par MM. Bouchardat et Sandras et le second par M. Corvisard et par M. Cl. Bernard.

L'acte de la mastication est donc loin d'avoir chez les carnivores la même importance que chez les herbivores. Chez ces derniers, la mastication est un acte à la fois mécanique et chimique indispensable à la digestion des substances amylacées ; chez les carnivores, au contraire, c'est un acte essentiellement mécanique, il a principalement pour but, comme nous l'avons déjà dit, de faciliter la déglutition des matières albuminoïdes : car la chair n'a pas besoin, comme l'amidon, d'être mâchée, d'être broyée, pour être digérée, sa digestion a lieu de la circonférence au centre, couche par couche; c'est la surface seule qui est transformée en chyme, tandis que le centre conserve son intégrité presque jusqu'à la fin de la digestion. Seulement, si la substance animale présente plus de surface, la métamorphose digestive s'opère avec plus de facilité, mais non pas avec plus de perfection.

La distinction fondamentale que nous cherchons à établir au sujet du rôle de la mastication chez les herbivores et chez les carnivores est amplement justifiée par la différence de contexture de leur appareil dentaire : l'appareil masticateur des herbivores est un appareil broyeur par excellence, tandis que celui des carnivores, est bien plutôt fait pour inciser et déchirer les chairs, que pour leur faire subir une véritable mastication. C'est qu'en effet les animaux carnassiers lacèrent et déchirent leur proie et ne la mâchent que tout juste le temps qu'il faut pour l'*ingurgiter ;* cependant tout le monde sait qu'ils la digèrent avec la plus grande facilité.

Comme quelques auteurs ont avancé que les carnivores étaient doués d'un pouvoir digestif supérieur à celui de l'homme, nous allons relater un fait qui prouve qu'il n'en est pas ainsi.

La première fois que l'intrépide voyageur américain C. F. Hall vit les Esquimaux se faire un régal de la chair crue de baleine, l'idée lui vint d'en essayer. Le mets ne lui parut pas absolument mauvais ; seulement la bouchée ne voulut point descendre. Ce n'était pas que l'estomac refusât de l'admettre ; l'obstacle dépendait simplement de la contexture résistante de cette viande. « J'avais beau mâcher à belles dents, dit cet expérimentateur, au bout d'une demi-heure de travail la chair était plus coriace encore qu'au début. A la fin, je reconnus que je m'y prenais mal. Les Esquimaux, eux, se fourrent dans la bouche un morceau aussi volumineux que le permet la distension de leurs mâchoires; puis, après l'avoir lubrifié un instant, à la manière des boas, ils l'avalent tout d'une pièce. Le proverbe dit qu'il faut faire à Rome comme font les Romains; j'essayai la méthode indigène et je réussis. »

Celte observation démontre à la fois que la chair crue, pour être bien digérée, n'a pas besoin d'être mastiquée comme les substances végétales, et que l'homme est apte à en opérer la digestion à l'égal des animaux carnivores.

D'où il résulte que la mastication est un acte organique absolument indispensable à la digestion des substances végétales amylacées, et d'une importance secondaire, en quelque sorte, pour la digestion des substances animales albuminoïdes.

Et comme corollaire, nous posons en principe, avec M. le docteur Durand-Fardel, que toute personne qui fait usage d'une nourriture *mixte* et qui mâche imparfaitement, par suite du mauvais état des dents ou de la muqueuse buccale, ou pour cause de précipitation, est à peu près infailliblement dyspeptique.

En est-il de même des personnes qui mâchent

imparfaitement, mais qui se nourrissent de viande?

Non-seulement nous pensons le contraire, mais de plus nous sommes convaincu que la plupart des guérisons obtenues par Benech à l'aide de la viande n'étaient en réalité que des guérisons de dyspepsie ayant pour cause une mastication insuffisante.

Partant de cette idée, nous allons donner quelques avis hygiéniques au sujet de la mastication des substances végétales et des substances animales.

Aux personnes qui ont des digestions pénibles par suite du mauvais état des dents ou de la muqueuse buccale, nous dirons: Usez d'une nourriture *mixte*, plutôt animale que végétale, et astreignez-vous à mâcher avec beaucoup de soin et beaucoup de lenteur; n'avalez le bol alimentaire qu'au moment où il est devenu presque complétement liquide.

Et aux personnes qui ont des digestions pénibles, déterminées par une mastication trop précipitée, nous dirons: Puisqu'il ne vous est pas possible de mâcher assez longtemps vos aliments, nourrissez-vous principalement de viande. Ce précepte est particulièrement applicable aux personnes qui voyagent fréquemment en chemin de fer, où le peu de temps qu'on accorde pour le repas est une cause de dyspepsie. Les voyageurs en quittant le buffet étouffent, ils éprouvent des pesanteurs d'estomac, des borborygmes, etc. Or, l'expérience nous a depuis longtemps appris que l'on évite complétement ces accidents morbides en observant le régime alimentaire que nous venons d'indiquer, c'est-à-dire en se nourrissant alors presque exclusivement de viande.

## DESTRUCTION DU SUCRE DANS L'ORGANISME.

A l'époque où l'Académie des sciences nous fit l'honneur de nous engager à poursuivre nos recherches expérimentales sur la théorie et le traitement du diabète sucré ou glycosurie, nous croyions alors avoir fait faire un pas à la science chimico-physiologique en *précisant les conditions de la destruction de la glycose dans l'organisme*, et notre conviction est la même aujourd'hui. Telle est la vérité que nous nous proposons d'établir ici sur des bases inattaquables, en jetant un coup d'œil rétrospectif sur cette importante question de chimie physiologique.

Le 23 août 1824, M. Chevreul lut un Mémoire à l'Académie des sciences *sur l'action simultanée de l'oxygène gazeux et des alcalis sur un grand nombre de substances organiques*.

« Les faits nombreux qui font l'objet de ce Mémoire, dit ce savant expérimentateur, sont tous identiques en ceci : *qu'ils démontrent qu'un grand nombre de substances organiques qui ne se décomposeraient pas au milieu de l'atmosphère dans un temps déterminé, s'y décomposent plus ou moins vite dans ce même temps lorsqu'elles sont mises en contact avec des dissolutions alcalines qui sans la présence de l'oxygène ne produiraient d'ailleurs aucune altération dans ces mêmes substances.* »

Puis, M. Chevreul nous apprend dans ce Mémoire que la solution d'hématine ou extrait de campêche d'une couleur jaune orangé, en s'unissant avec la potasse produit une combinaison bleue qui peut se conserver sans altération sensible pendant six mois, même lorsqu'elle est exposée au soleil ; mais si elle a le contact de l'oxygène de l'air, sur-le-champ la couleur bleue s'altère et fait place à une couleur jaune rougeâtre. L'hématine n'existe plus. Cette absorption est telle, dit M. Chevreul, qu'on peut employer cette combinaison au lieu de sulfhydrate de potasse pour analyser l'air.

La matière colorante du bois de Brésil, de la cochenille et de la violette, agit d'une manière analogue à l'hématine.

La matière colorante rouge du sang, unie à l'eau de potasse, absorbe l'oxygène et finit par devenir jaune verdâtre. L'albumine qui accompagne le principe colorant du sang contribue à l'absorption de l'oxygène.

Enfin M. Chevreul annonce qu'ayant introduit dans une cornue dont le bec plongeait dans une cloche à mercure, parties égales de sciure de bois et de potasse caustique, l'action des corps ne se manifesta qu'au moment où la chaleur avait vaporisé toute l'eau qui tenait l'alcali en solution, et que le résidu qui n'avait qu'une couleur jaune très-légère ne se colora pas dans l'eau privée d'air ; mais que dès que la matière eut le contact de l'oxygène, il y eut une absorption rapide.

*Le sucre de canne et l'amidon présentèrent avec la potasse des phénomènes analogues aux précédents.*

Faisons remarquer, avant d'aller plus loin, que le ligneux, l'amidon et le sucre de canne, sont précisément trois substances hydrocarbonées indestructibles dans les conditions chimiques de l'organisme, et qu'elles ne peuvent le devenir qu'après avoir éprouvé une transformation moléculaire qui en modifie la constitution intime, ainsi que nous l'avons expérimentalement démontré.

A ce point de vue donc, les recherches de l'illustre auteur de la *chimie des corps gras* n'éclairent en rien la théorie du *diabète sucré.*

La partie la plus remarquable du Mémoire du savant professeur du Muséum, ce sont les réflexions qui le terminent ; c'est la question qu'il se pose de savoir si l'*alcalinité du sang n'est pas une condition indispensable à l'accomplissement de la respiration.*

« En résumé, dit M. Chevreul, l'alcalinité des hu-
» meurs destinées pendant la vie à recevoir l'impres-
» sion de l'air est-elle essentielle à la respiration, ou

» est-elle simplement un phénomène concomitant » de celui de la combustion du carbone et de l'hydro- » gène du sang? Telle est la question à laquelle mes » observations conduisent si directement qu'on aurait » lieu de s'étonner que je ne l'eusse pas élevée. Si » l'on vient à démontrer la nécessité de l'alcalinité du » sang dans la respiration, cela établira une grande » différence entre le sang des animaux et la séve des » végétaux, qui est toujours acide (1). »

Or, c'est ce fait de l'*indispensable nécessité de l'alcalinité du milieu chimique* que nous nous proposons de démontrer d'une manière irréfragable dans le cours de cette dissertation, seulement on verra que ce n'est pas avec le concours d'alcalis caustiques, comme ceux qui ont servi aux expériences de M. Chevreul, mais bien des alcalis bicarbonatés, que l'économie animale accomplit les mystérieuses réactions chimiques qui président au grand acte de la nutrition.

## DESTRUCTION DES ACIDES DANS L'ÉCONOMIE ANIMALE.

La même année (1824) où M. Chevreul publia le beau Mémoire dont nous venons de rappeler les

(1) Chevreul, *Mémoires du Muséum d'histoire naturelle*, t. XII, p. 367 et suiv.

résultats, la Faculté de médecine de Heidelberg mit au concours cette question :

*Déterminer quelles sont les substances qui, introduites dans le corps de l homme ou des animaux, soit par la bouche, soit par toute autre voie, passent dans les urines; indiquer ce que l'on peut inférer de ce phénomène.*

Le prix fut décerné au docteur Vöhler, l'un des élèves les plus distingués de cette Faculté, actuellement membre de l'Académie des sciences de Paris.

Le Mémoire de ce jeune chimiste eut un retentissement scientifique justement mérité ; ce travail contient en effet un grand nombre d'expériences de la plus haute valeur : il en renferme surtout une d'un intérêt considérable, c'est celle qui a rapport à la destruction des acides organiques dans l'intérieur de l'économie. Cette expérience, outre qu'elle confirmait sur des êtres vivants les belles recherches de Chevreul *sur la nécessité de l'intervention des alcalis pour l'oxydation de certaines substances organiques*, dont nous venons de parler, fournissait une preuve directe de la valeur de la théorie de Lavoisier sur la combustion animale, et permettait à cette théorie de passer tout d'un coup du rang des hypothèses au rang des vérités les mieux établies.

Cependant M. Wöhler, tout comme M. Chevreul, ne fut point amené à tirer de ses recherches une signification physiologique complète, car ayant constaté que l'acide tartrique, administré à haute dose à l'état libre, apparaissait en nature dans l'urine, tout comme les acides oxalique, gallique, succinique et benzoïque, tandis que les tartrates alcalins à base de potasse et de soude y apparaissent transformés en bicarbonates alcalins, il en inféra : *qu'il était vraisemblable que cela avait lieu pour tous les sels végétaux* (1), assertion qui ne tarda pas à avoir cours dans la science, Berzelius ayant proclamé, dans son *Traité de chimie*, que :

« Wöhler avait prouvé que, soit chez l'homme, soit chez les chiens, les sels neutres produits par la combinaison des acides végétaux avec la potasse et la soude subissaient, de la part de l'action vitale, une décomposition dont le résultat était que l'alcali s'échappait par l'urine, à l'état de bicarbonate, de sorte qu'après un abondant usage de ces sels, l'urine devenait assez alcaline pour faire effervescence avec les acides (2). »

Conclusion des plus exagérées, qui n'a pas peu contribué à retarder la connaissance de la véritable signification physiologique de la combustion vitale, puisqu'elle a conduit Liebig à conclure que : l'*oxygène, dans la respiration, ne fait aucun choix quant aux matières susceptibles de se combiner* avec

(1) Wöhler, *Zeitschrift für Physiologie von Tiedemann und Treviranus*, 1824, t. I, p. 41 et suiv.

(1) Berzelius, *Traité de chimie*, t. VII, p. 401.

lui (1); et Millon à poser en principe que : *nos organes opèrent, dans leur action comburante, comme un mélange d'acide sulfurique et d'acide chromique, comme de la potasse en fusion, c'est-à-dire comme les agents d'oxydation les plus énergiques* (2).

Un fait principal ressort de l'exposé que nous venons de faire de l'état de la science au point de vue de l'oxydation vitale en 1844, c'est que les chimistes et les physiologistes étaient loin d'en avoir saisi l'essence, ou, si l'on aime mieux, la portée, et d'en connaître exactement les limites; c'est pour tâcher de résoudre ces deux importantes questions que, quelques années plus tard (1850), nous lûmes à l'Académie de médecine un *Mémoire sur le rôle de l'oxygène dans l'économie animale*, dont nous allons reproduire ici quelques passages :

« L'importance de l'oxydation et de l'influence qu'elle doit exercer sur l'économie nous paraît être en raison de l'étendue considérable des surfaces et de l'extrême porosité des tissus avec lesquels l'oxygène est incessamment en contact par suite de l'activité non interrompue du torrent circulatoire qui lui sert de véhicule. Ces surfaces multipliées et cette extrême porosité des tissus sont propres à produire de puissants

(1) Liebig, *Chimie organique appliquée à la physiologie et à la thérapeutique*, 1842, p. 29.

(2) Millon, *Comptes rendus de l'Académie des sciences*, 12 août 1844.

effets chimiques, tout aussi bien qu'un morceau de platine en éponge ou un corps poreux analogue.

» Le pouvoir chimique inhérent à ces conditions d'étendue et de porosité est connu. M. Dumas a démontré avec quelle facilité l'acide sulfhydrique se transforme en acide sulfurique sous la seule influence des toiles humides.

» Les expériences de Dœbereiner sur les sucres fermentescibles en contact avec du noir de platine *alcalisé*, légitiment parfaitement la comparaison que nous établissons entre les tissus animaux et les corps poreux.

» Il est donc permis de chercher l'explication des faits chimico-physiologiques d'oxydation dans cette texture particulière des membranes animales, disposées de telle manière que les liquides qui les imprègnent sont sans cesse mis en contact avec l'oxygène, lui livrent les substances qu'il doit oxyder au profit de l'organisme, et entraînent ensuite au dehors les résidus inutiles auxquels cette oxydation a donné naissance.

» Ainsi, une surface immense d'une texture poreuse et perméable, un mouvement circulatoire continu qui répète et multiplie les contacts à l'infini, une température assez élevée et constamment uniforme, telles sont les conditions que la nature a fait concourir à l'accomplissement de l'oxydation des matières assimilées.

» Si l'on compare la composition chimique des produits des diverses excrétions du corps avec celle des matières ingérées qui fournissent les éléments nécessaires à la nutrition et à la respiration, on verra que ces produits des excrétions ne sont, en définitive, que le résultat d'une véritable combustion vivante ; c'est-à-dire que la plupart des matières absorbées pendant l'acte de la digestion subissent, dans le travail de la nutrition, une série de transformations comparables à celles qui résulteraient de leur contact avec l'air libre, aidé d'une température plus ou moins élevée.

« La combustion incessante, mais lente et partielle, qui s'opère dans l'économie, n'est cependant pas un phénomène identique avec la combustion active d'un foyer. Il existe entre le foyer de l'économie et un foyer de laboratoire une différence capitale. Dans ce dernier, toute substance combustible est entièrement brûlée; sous l'influence d'une oxydation si puissante, tout produit organique est détruit; après avoir été préalablement transformé en produits plus complexes qui sont ceux de la distillation sèche, il donne ordinairement pour résultat final eau et acide carbonique. Dans le foyer de l'économie, l'action comburante est beaucoup plus limitée : *l'oxygène n'attaque pas indistinctement toutes les matières qu'il rencontre sur son passage, mais seulement celles qui de leur nature sont aptes à se combiner avec lui, ou bien qui le deviennent par suite des transformations qu'elles ont subies dans l'organisme* (1). »

A l'explication que nous venons de rapporter au sujet de l'oxydation vitale comparée à l'oxydation effectuée par l'air ambiant, il faut ajouter aujourd'hui un nouvel élément d'exaltation oxydante : c'est la présence de certains ferments dans l'organisme. On sait que M. Pasteur a constaté que si l'on dispose, en contact avec l'air, à la surface d'un bain faiblement *alcalisé* et contenant de l'alcool ainsi que des matières albuminoïdes et minérales propres à servir d'aliment aux organismes inférieurs, quelques parcelles d'un végétal microscopique particulier, appelé *Mycoderma aceti*, cette plante s'y développe rapidement, et en même temps détermine l'oxydation de l'alcool sous-jacent, qui est transformé en acide acétique par la fixation d'une certaine quantité d'oxygène puisée dans l'atmosphère. La *mucédinée*, placée dans les mêmes circonstances sur un bain dépourvu d'alcool et contenant de l'acide acétique, agit encore d'une manière analogue, mais détermine des phénomènes de combustion encore plus remarquables, car l'acide acétique est complétement brûlé et transformé en eau et en acide carbonique (2).

C'est en réfléchissant à l'importance de ces nou-

(1) Mialhe, *Union médicale*, 1850.

(2) Pasteur, *Études sur les Mycodermes* (*Comptes rendus de l'Académie des sciences*, t. LIV, p. 150).

veaux genres de fermentations que nous avons été porté à admettre en principe que : « les réactions chimiques qui s'accomplissent dans les êtres organisés sont de deux ordres bien distincts : les unes sont identiques avec celles qui se produisent dans le règne inorganique, elles obéissent aux lois des proportions définies ; les autres, au contraire, empruntent un caractère particulier à des *ferments*, apanage exclusif des êtres organisés, agents capables de déterminer des transformations, pour ainsi dire instantanées, sur des masses considérables, par une quantité minime, ce qui constitue à ces réactions un caractère *sui generis ;* aussi croyons-nous qu'il conviendrait de désigner ce genre de réactions sous le nom de réactions *chimico-physiologiques* ou *chimico-vitales* (1). »

En nous occupant des recherches ayant rapport à la combustion vitale des acides organiques, nous avons avancé que M. Vöhler avait été entraîné à admettre en principe qu'ils étaient tous destructibles dans le sang, alors qu'ils étaient administrés en combinaison avec la potasse ou avec la soude ; mais la vérité est que les choses sont loin de se passer toujours ainsi. Il en est de la combustion des acides organiques comme il en est de la combustion des matières sucrées : la présence d'un alcali ne suffit pas pour rendre pos-

(1) Mialhe, *Bulletin de l'Académie de médecine*, 23 mars 1875.

sible la destruction de toutes les espèces de sucres, il faut, en outre, que la combinaison de sucre et d'alcali ait de l'affinité pour l'oxygène, autrement toute la matière sucrée arrive en nature dans les excrétions. C'est ce que l'on constate pour le sucre de manne ou mannite, et quelquefois aussi pour le sucre de canne, ou, pour mieux dire, toutes les fois que ce sucre arrive dans l'estomac en trop forte proportion, et qu'il est absorbé avant d'avoir été complétement interverti par les acides et par le ferment inversif de l'économie, la glycose et ses isomères étant les seules matières sucrées destructibles dans l'organisme. C'est là un fait chimico-physiologique que nous avons depuis longtemps mis hors de doute pour les matières sucrées, et qui s'applique en tous points aux acides organiques, ainsi que nous allons en donner la preuve en faisant connaître le résumé d'une étude assez approfondie des phénomènes chimiques qui ont lieu avant, pendant et après l'absorption des acides en général.

### A. — *Absorption des acides inorganiques.*

Les acides inorganiques, introduits dans les voies digestives, n'éprouvent que très-difficilement le phénomène de l'absorption, parce qu'ayant, en général, la propriété de coaguler l'albumine à mesure de leur pénétration dans l'économie, ils se combinent avec les liquides séreux et avec les tissus. Cependant comme le coagulum qui résulte de cette combinaison cède peu à peu son acide aux bases alcalines du sang, l'acide finit par être absorbé et par arriver dans l'urine à l'état salin, mais jamais à l'état de liberté. L'acide phosphorique fait exception; comme il ne coagule pas l'albumine, il passe assez promptement dans les urines, ainsi que Berzelius l'a constaté.

B. — *Absorption des acides organiques.*

Les acides organiques, contrairement aux acides inorganiques, n'étant presque jamais coagulants, pénètrent aisément dans le sang, et au fur et à mesure de leur absorption ils sont neutralisés par les bicarbonates alcalins que ce liquide renferme, et *salifiés*. Puis, trois choses peuvent se présenter à l'égard du sel alcalin produit :

1° Si l'acide organique est très-stable, ce composé salin échappe complétement à l'action comburante de l'*oxygène condensé dans le sang*, et l'acide arrive dans l'urine, soit à l'état de sel neutre, soit à l'état de sel acide, suivant la proportion d'acide introduit dans l'organisme, c'est-à-dire qu'un tel acide organique se comporte dans l'économie à la manière de l'acide phosphorique.

2° Si l'acide est peu stable, il éprouve d'abord un commencement d'oxydation, puis il se forme un nouvel acide sur lequel l'oxygène cesse d'avoir de l'action, et ce nouvel acide apparaît dans le liquide urinaire, soit à l'état de liberté, soit à l'état salin.

3° Si enfin on a affaire à un acide encore moins stable que ces derniers, cet acide, sous l'influence de l'alcali auquel il vient de se combiner, absorbe immédiatement l'oxygène du sang, et donne lieu à de l'eau, de l'acide carbonique et une proportion de bicarbonate alcalin exactement correspondante à la proportion du sel alcalin décomposé, bicarbonate qui sature une nouvelle quantité d'acide et donne lieu à un composé salin, qui à son tour est oxydé ou brûlé ; de sorte qu'un tel acide peut pénétrer dans le sang en proportion assez considérable sans en modifier sensiblement l'alcalinité. Mais si ce même acide, au lieu d'être introduit dans l'économie à l'état de liberté, y pénètre à l'état de combinaison avec la potasse ou la soude, les résultats sont bien différents : chaque équivalent de sel, décomposé dans le sang, donne lieu à la production d'un équivalent de bicarbonate, sel à réaction alcaline, et l'économie se trouve alcalisée en raison directe du nombre d'équivalents de bicarbonate produits. De là, l'explication de l'alcalinité de l'urine, après l'ingestion de certains sels alcalins à acides végétaux, l'alcalisation de l'urine étant le critérium d'un surcroît d'alcalinité de fluide sanguin.

C'est en nous basant sur ces considérations de chimie physiologique que nous avons été conduit à établir pour les acides organiques la classification suivante :

## PREMIÈRE CLASSE.

### ACIDES ORGANIQUES NON DESTRUCTIBLES DANS L'ÉCONOMIE ANIMALE.

A cette classe appartiennent tous les acides organiques réellement stables, c'est-à-dire pouvant résister, jusqu'à un certain point au moins, à l'action des divers agents oxydants dont les chimistes font habituellement usage, et notamment à l'acide azotique ; tels sont les acides camphorique, hippurique, oxalique, succinique, benzoïque, toluique, cuminique, salicique, nitro-benzoïque, etc.

Tous ces acides résistent complétement à l'oxydation vitale ; ils ne sont nullement brûlés ; seulement, tandis que les acides camphorique (1), hippurique (2), oxalique (3) et succinique (4) n'éprouvent aucun changement moléculaire, et arrivent en nature dans les

(1) Bertagnini, *Sulle alterazioni che alcuni acidi subenono nell' organismo animale* (*Il nuoco Cimento, giornale di fisica, chimica*, 1835, t. I, p. 363).

(2) Buchheim, *Ueber den Uebergang einiger organischer Sauren in den Harn* (*Wunderlich's Archiv*, 1857, p. 122).

(3) Buchheim, *ibid.* — Mialhe, inédit.

(4) Wöhler, *loc. cit.* — Buchheim, *ibid.*

urines, soit à l'état de liberté, soit à l'état salin, suivant la proportion ingérée, les autres, en traversant l'organisme, y fixent les éléments du glycolle et sont excrétés par les reins : l'acide benzoïque à l'état d'acide hippurique (1), l'acide toluique à l'état d'acide tolurique (2), l'acide cuminique à l'état d'acide cuminurique (3), l'acide salicique à l'état d'acide salicurique (4), et enfin l'acide nitro-benzoïque à l'état d'acide nitro-hippurique (5).

## DEUXIÈME CLASSE.

### ACIDES ORGANIQUES INCOMPLÉTEMENT DESTRUCTIBLES DANS L'ÉCONOMIE ANIMALE.

Dans cette classe se rangent quelques acides organiques, qui, d'abord très-avides d'oxygène, sous l'influence des alcalis, cessent bientôt d'absorber ce gaz, et apparaissent dans les urines sous une forme nouvelle. De ce nombre sont les acides cinna-

(1) Ure, *De la transformation de l'acide benzoïque en acide hippurique* (*Journal de pharmacie*, 1840, t. XXVII, p. 646).

(2) Bertagnini, *loc. cit.*

(3) Hoffmann, *Notiz über das Verhalten der Cuminsäure in hierischen Organismus* (*Ann. der Chemie und Pharm.*, 1850, t. LXXIV, p. 342).

(4) Bertagnini, *loc. cit.*

(5) Bertagnini, *ibid.*

mique, gallique, tannique, etc. L'acide cinnamique, après avoir absorbé six équivalents d'oxygène, et après avoir produit quatre équivalents d'acide carbonique, deux équivalents d'eau, un équivalent d'acide benzoïque et fixé les éléments du glycolle, arrive dans les urines à l'état d'acide hippurique (1). L'acide gallique, sous l'influence des alcalis, étant très-avide d'oxygène, est en partie détruit par ce gaz et transformé en un nouvel acide que l'on constate dans les urines: c'est l'acide tanno-mélanique (2). Enfin l'acide tannique, qui est un acide coagulant, après avoir lentement pénétré dans le sang, à la faveur des alcalis que cette humeur renferme, par une première absorption d'oxygène est transformé en acide gallique, et par une absorption subséquente en acide tanno-mélanique, et est excrété comme tel par les glandes rénales (3).

(1) Marchand, *Ueber die Oxydationsproducte des Liennes durch Chromsäure* (*Journal für prakt. Chemie*, 1845, t. XXXV, p. 307).

(2) Wöhler, *loc. cit.*, dit que l'acide gallique passe en nature dans les urines : nous pensons être bientôt en mesure de démontrer que c'est au contraire l'acide tanno-mélanique qui apparaît dans le liquide urinaire.

(3) MM. Wöhler et Frerichs, qui ont étudié le passage du tannin dans l'économie animale, pensent que cette substance, en s'y oxydant, est changée en acide gallique; nous croyons que l'oxydation ne s'arrête pas là.

## TROISIÈME CLASSE.

### ACIDES ORGANIQUES ENTIÈREMENT DESTRUCTIBLES DANS L'ÉCONOMIE ANIMALE.

Cette classe comprend tous les acides organiques facilement destructibles par les réactifs oxydants, et notamment par l'acide azotique. Ici se rangent tous les acides organiques employés diététiquement ou faisant partie des matières alimentaires (sauf l'acide oxalique). Ces acides sont : l'acide acétique, l'acide lactique, l'acide citrique, l'acide malique, l'acide fumarique, l'acide tartrique, etc.

De ce qui précède il résulte que les recherches de MM. Chevreul et Wöhler, bien qu'offrant un intérêt considérable, étaient, néanmoins, trop vagues pour permettre d'asseoir sur elles une théorie de la respiration à l'abri de tout reproche ; mais nous pensons qu'en tenant compte des faits nouveaux relatifs à l'oxydation des matières organiques, que nous venons de faire connaître, il est permis d'espérer qu'on y parviendra tôt ou tard (1). Nous pouvons au moins

(1) Depuis que nous avons présenté à l'Académie des sciences les recherches qu'on vient de lire, nous avons été conduit à douter qu'il soit de longtemps possible de mettre au jour une théorie

répondre aujourd'hui aux deux questions suivantes, posées par M. Chevreul en 1824 :

« Les liquides alcalins de l'économie animale ne

de la respiration des animaux répondant à toutes les réactions de chimie biologique actuellement acquises à la science. La respiration est, en effet, un acte organique bien autrement compliqué qu'on ne le croyait au commencement de ce siècle ; les connaissances modernes ne permettent plus d'admettre, avec Lavoisier :

« Que la respiration n'est qu'une combustion lente de carbone et d'hydrogène, qui est semblable en tout à celle qui s'opère dans une lampe ou dans une bougie. »

C'est ce qui fait dire à M. Dumas, dans sa célèbre *Leçon de statique chimique des êtres organisés :*

« Que la respiration est un phénomène plus complexe que ne l'avaient cru Laplace et Lavoisier, que ne l'avait pensé Lagrange, mais qui précisément, en se compliquant, tend de plus en plus à rentrer dans les lois de la nature morte (1). »

Comme M. Dumas, nous croyons que la respiration est un phénomène des plus complexes, mais peut-on voir dans cette complexité d'actions chimiques, qui ont pour résultante une exhalation incessante d'eau et d'acide carbonique, la preuve qu'on peut faire rentrer ces phénomènes dans les lois de la nature morte ?

Pour notre illustre maître :

« La respiration est le résultat d'une succession lente et continue de phénomènes qui constituent une combustion réelle, où il faut voir une de ces combustions lentes sur lesquelles M. Chevreul a depuis longtemps fixé l'attention, c'est là le véritable phénomène de la respiration. »

Pour nous, au contraire, la respiration n'a qu'un rapport assez éloigné avec ces combustions lentes étudiées avec tant de soin par M. Chevreul : c'est une combustion *sui generis*, puisqu'elle s'accomplit dans un temps relativement fort court et à une température relativement fort basse ; aussi pensons-nous que pour

(1) Dumas et Boussingault, *Essai de statique chimique des êtres organisés*, leçon professée par M. Dumas, le 20 août 1841, à l'École de médecine. 3e édition, 1844.

sont-ils pas, relativement au gaz oxygène, dans une condition toute différente de celle des liquides acides, lors même que ceux-ci contiendraient des principes identiques à ceux des liquides alcalins?

» L'alcali contenu dans le sang n'a-t-il pas de l'influence dans la respiration ? Conséquemment, n'y a-t-il pas dans les organes des animaux des corps inorganiques qui ont une activité qu'on est loin de leur accorder aujourd'hui ? »

Oui, le rôle des alcalins pour influencer les matières organiques et rendre leur oxydation possible au sein de l'économie animale ne saurait être mis en doute, ainsi que nous l'avons démontré dans différents mémoires ayant rapport à l'oxydation organique ou vitale.

Oui, il existe dans les organes des animaux des

donner aujourd'hui de la respiration des animaux une théorie complète, il faudrait être en mesure de tenir compte :

Des oxydations directes avec ou sans l'intervention des alcalis : c'est ainsi que les matières alimentaires absorbent l'oxygène condensé dans le sang;

Des réactions chimiques qui sont sous la dépendance du système nerveux : véritable pile biologique, à laquelle doivent être rapportées les décompositions chimiques qui s'accomplissent dans les appareils glandulaires ;

De la présence des ferments dont l'économie animale dispose : agents chimiques spéciaux aux êtres organisés, dont les uns ont pour mission de présider à l'absorption et à l'assimilation des matières alimentaires, les autres de concourir à l'élaboration des glandes, les autres enfin de prendre part à l'oxydation organique.

corps inorganiques qui y exercent une activité incontestable : tels sont le fer, le phosphate de chaux, les bicarbonates alcalins, etc.

Notre opinion à l'égard du rôle des alcalins dans l'économie animale est déjà fort ancienne : qu'il nous soit permis, pour en fournir la preuve, de rapporter ici quelques-uns des arguments émis par nous, à ce sujet, dans l'*Union médicale* en 1847 :

« Dans l'état physiologique, les trois principales humeurs de l'économie animale, le chyle, la lymphe et le sang, sont alcalines ; leur somme de base alcaline est beaucoup plus considérable que la somme d'acide contenu dans les autres humeurs du corps. C'est dans un milieu alcalin que s'accomplissent les réactions chimiques qui président aux phénomènes les plus importants de l'existence : digestion (1), absorption, oxygénation, sécrétion, etc. Cet ordre de choses peut changer sous l'influence de l'alimentation, des habitudes, des maladies, des médicaments. Les sécrétions naturellement alcalines peuvent devenir neutres et même acides; et les sécrétions naturellement acides peuvent devenir neutres et même alcalines; par ces transformations elles indiquent la nature chimique du milieu où elles puisent. Or ce milieu ne peut changer sans déter-

(1) La digestion gastrique des aliments albumineux fait exception à cette règle, elle réclame un instant l'intervention des acides, ainsi que nous l'avons précédemment rappelé.

miner de graves désordres dans l'économie ; il est donc d'une grande importance de maintenir et de ramener les humeurs vitales à leur état normalement chimique.

» Trousseau, combattant l'abus des alcalins, a rappelé que, pris en grande quantité, ils pouvaient occasionner des accidents bien plus grands que la maladie qu'il s'agit de guérir. Mais l'abus de tous les médicaments conduirait aux mêmes résultats; si l'augmentation des éléments alcalins dans l'économie peut donner lieu à quelques accidents, leur diminution a une influence encore plus fâcheuse sur les principales fonctions de l'organisme : l'oxygénation, la circulation, la nutrition, etc. En somme, l'expérience a montré que l'excès d'alcalinité, qui n'est que l'exagération de l'état normal, est moins à redouter que l'excès d'acidité.

» Les alcalis, en raison de leur importance dans les phénomènes naturels d'absorption, d'oxydation des substances sucrées, des substances grasses, des matières résineuses, sont en tête des médicaments les plus utiles et les plus usités : ils maintiennent le sang dans le degré de viscosité nécessaire ; activent la circulation; dissolvent les principaux éléments (albumine, fibrine) qui forment la base de la plupart des engorgements; fluidifient les éléments de la bile, les empêchent de s'épaissir, de se concréter, de former des calculs; raniment et régularisent les digestions intestinales; facilitent les sécrétions; saturent les acides qui, prenant naissance dans l'économie, pourraient, par leur excès, occasionner des maladies (telles que le pyrosis, la goutte, le rhumatisme, le diabète), ou des dépôts insolubles (tels que les calculs urinaires, les matières tophacées, etc.).

» La médication alcaline convient dans tous les cas de pléthore, d'accumulation de principes nutritifs, d'excès d'acides engendrés ordinairement par une alimentation exclusivement azotée, l'inaction, le défaut de sueurs, l'abus des alcooliques, etc. Elle est parfaitement supportée, même à doses élevées et longtemps prolongées, par les goutteux, les graveleux, les diabétiques. Mais elle est souvent inapplicable, et même funeste, dans les cas d'anémie, d'affaiblissement, d'altération des humeurs, d'alcalinité exagérée déterminée par de longues maladies, certaines affections putrides, des sueurs exagérées, une alimentation exclusivement végétale.

» C'est à l'oubli ou à l'ignorance de ces faits importants que doivent être rapportés les effets fâcheux produits par la médication alcaline. »

Tel est le langage que nous tenions en 1847 à l'égard des alcalins, et depuis lors nos convictions sont restées les mêmes; elles sont partagées par un grand nombre de praticiens : c'est ainsi que M. Durand-Fardel, l'une des lumières médicales de l'établissement thermal de Vichy, considère la *cachexie alcaline*, décrite par le professeur Trousseau, comme une des grandes erreurs thérapeutiques de notre époque, mais en reconnaissant, toutefois, qu'il existe un état constitutionnel qui contre-indique formellement l'emploi de l'eau de Vichy : c'est l'hydrémie.

Oui certainement l'abus des alcalins est à craindre ; mais où commence cet abus? C'est ce qu'il faudrait avant tout préciser. Nous avons sous les yeux une observation parfaitement authentique, rédigée par un chimiste distingué de Mulhouse, qui prouve qu'on peut, sans danger, chez certaines personnes au moins, administrer les alcalins à de bien hautes doses.

A la suite d'une fièvre typhoïde grave, M. X... (frère du chimiste en question), atteint d'une dyspepsie acide des plus marquées, a pu ingérer 100 à 120 grammes de bicarbonate de soude par jour, soit 120 kilogrammes en trois années!

On est tout d'abord effrayé en songeant à l'énorme proportion de bicarbonate alcalin qui a été ingérée par ce malade ; mais en examinant la question de plus près, on arrive à cette conclusion, que la somme de base alcaline introduite dans l'économie, ou, pour parler plus justement, introduite dans le sang, a dû être beaucoup moindre que l'on n'est, tout d'abord, porté à le croire. Et en effet, une grande partie du bicarbonate ingéré a dû forcément échapper à l'absorption et aller se perdre dans les déjections alvines.

Les considérations physiologiques suivantes que nous empruntons à Liebig, ne laissent aucun doute à cet égard.

« L'influence que les sels exercent en général sur la sécrétion de l'urine mérite à un haut degré l'attention. C'est une observation très-commune que, chez les individus sains, l'ingestion d'eau de source fraîche est très-promptement suivie d'une émission d'urine. Si l'on boit à de courts intervalles dix verres, et chaque fois six à huit onces d'eau (ne contenant pas plus de 1/500 de sel), il en résulte après le second verre, au bout de dix minutes environ, une émission d'urine colorée comme à l'ordinaire, et en une heure et demie on a ordinairement huit à neuf émissions d'urine ; la dernière est limpide et incolore comme de l'eau de source, et n'en diffère que peu dans les proportions de sel. Il y a des individus qui peuvent boire de cette manière six à huit pots d'eau l'un après l'autre sans la moindre incommodité.

» Il n'en est plus du tout de même avec de l'eau dont la proportion de sel est égale à celle du sang ; si l'on ajoute à de l'eau de source seulement 1/100 de chlorure de sodium, il n'y a encore aucune émission d'urine au bout de deux heures, lors même qu'on a bu trois à quatre verres de cette eau ; il est presque impossible de boire plus de trois verres d'une pareille eau salée, car elle pèse sur l'estomac comme si les vaisseaux n'avaient pour elle aucune facilité d'absorption, évidemment parce que le liquide à l'intérieur (le sang) et à l'extérieur (l'eau salée) des canaux ne manifeste physiquement, par endosmose ou exosmose, aucune action l'un sur l'autre.

» L'eau présente une troisième action lorsqu'elle contient un peu plus de sel que le sang, comme, par exemple, les eaux salines ordinaires, même faibles, car dans ce cas, non-seulement il ne s'opère aucune sécrétion d'urine, mais de l'eau sort des canaux sanguins pour se répandre dans le canal intestinal et sortir du corps avec la dissolution saline par le rectum ; il en résulte une purgation accompagnée de soif, pour peu que la dissolution soit concentrée.

» Si l'on admet qu'une certaine quantité de sel est absolument nécessaire pour le sang normal, on peut conclure de ces observations, qu'il est facile à chacun de constater sur lui-même, que la nature physique des tissus et des canaux sanguins oppose un obstacle à chaque augmentation ou diminution de la proportion de sel dans le sang, qu'ainsi elle ne peut ni s'élever au-dessus, ni rester au-dessous d'une certaine limite. Les liquides qui contiennent plus de sel que le sang sortent par le rectum sans être absorbés ; s'ils contiennent moins de sel que le sang, ils parviennent dans la circulation ; ils se chargent, dans leur élimination par les voies urinaires, de toutes les substances et de tous les sels solubles qui n'appartiennent pas à la constitution du sang, et il finit par ne plus rester que ceux qui se trouvent en combinaison chimique avec les principes du sang, et qui ont par conséquent tout à fait perdu leur propriété d'être excrétés par les reins sains (1). »

Il est donc établi que *la nature physique des tissus et des canaux sanguins oppose un grand obstacle à chaque augmentation ou diminution dans la proportion de sel dans le sang* (2); *que cette proportion ne peut que très-difficilement s'élever au-dessus ni rester au-dessous d'une certaine limite.* Ainsi, toutes les fois qu'un liquide introduit dans l'économie contient plus de sel que le sang, la majeure partie de ce sel doit s'échapper par le rectum : c'est ce qui est arrivé à la personne qui ingérait 100 à 120 grammes de bicarbonate de soude par jour. Tandis que lorsqu'un liquide ingéré renferme moins de sel que le sang, l'excès d'eau doit être éliminé par les urines : c'est ce qui arrive aux buveurs d'eau de Vichy, cette eau minérale contenant

(1) Liebig, *Sur la constitution de l'urine de l'homme et des animaux carnivores* (*Journal de pharmacie*, t. VI, p. 279 et 280, 1844).

(2) Nous disons un *grand obstacle*, mais non pas un obstacle invincible, ainsi que Liebig, Millon et Laveran (*Comptes rendus de l'Académie des sciences*, 12 août 1844) ont cru pouvoir l'établir en principe; car il résulte de nos recherches que les sels alcalins, administrés à hautes doses comme purgatifs, donnent toujours lieu à un double phénomène d'endosmose et d'exosmose; seulement, en ce cas, l'exosmose qui donne lieu à la purgation l'emporte de beaucoup sur l'endosmose. (Voy. *Chimie appliquée*, p. 672 et suiv.)

une proportion de sel près de moitié moins grande que la quantité qui existe normalement dans le sang.

De ce qui précède il résulte que lorsqu'on ingère une très-forte dose de bicarbonate de soude, ou quand on boit une grande quantité d'eau de Vichy, la proportion de bicarbonate alcalin qui pénètre dans le torrent circulatoire est *sensiblement* la même, et toujours, ou presque toujours, cette proportion de sel alcalin est impuissante à déterminer la cachexie alcaline.

D'où l'on voit que la nature a résolu ce double problème, de pouvoir maintenir le sang dans un état d'alcalinité et de viscosité toujours *sensiblement* le même. C'est ce qui a fait dire à Magendie :

« Si nous voulions formuler des lois, nous établirions que toute altération de la viscosité du sang, toute modification de la proportion de ses éléments, entraînent inévitablement des phénomènes d'extravasion. »

## DU ROLE CHIMIQUE DE L'ACIDE CARBONIQUE DANS L'ÉCONOMIE ANIMALE.

Dès le début de nos recherches sur le rôle des alcalins dans l'organisme, nous n'avions étudié leur action qu'à un point de vue général, nous n'avions pas cherché à préciser la nature de l'élément alcalin agissant sur l'économie; nous n'en avions qu'imparfaitement saisi la signification physiologique; mais en 1856, dans un Mémoire lu à l'Académie de médecine, et publié dans l'*Union médicale*, nous avons été conduit à en déterminer la véritable signification. Nous avons en effet constaté que c'est uniquement à l'état de bicarbonate, et non d'alcalis libres ou simplement carbonatés, comme on l'avait tour à tour admis, que l'action des alcalins dans l'organisme est produite. La connaissance de ce fait nous a donné la clef de la possibilité de la circulation dans les humeurs de l'économie des sels insolubles de chaux et de magnésie: l'acide carbonique, produit incessant de la combustion vitale, sursature ces composés insolubles au fur et à mesure de leur production dans le sang, par voie de double décomposition, et les transforme en sels solubles, susceptible de parcourir tout le cercle circulatoire, sans éprouver de décomposition et de précipitation. On sait que la précipitation du carbonate de chaux et du carbonate de magnésie a forcément lieu quand ces sels viennent à perdre l'excès d'acide carbonique qui les tenait en dissolution à l'état de bicarbonates; d'où il résulte que sans cette production incessante d'acide carbonique dans le sang, ces sels ne tarderaient pas, par leur précipitation continuelle, à engorger la cavité des vaisseaux lymphatiques, de la même manière que les eaux riches en carbonate de chaux et en carbonate de magnésie encroûtent leurs tuyaux conducteurs. Et ce qui prouve qu'il en est ainsi, c'est qu'aussitôt que les composés insolubles de chaux et de magnésie existant dans le torrent circulatoire à l'état de dissolution, cessent d'être en présence d'un excès d'acide carbonique, leur précipitation a immédiatement lieu; de là l'explication des urines jumenteuses et du carbonate de chaux qui apparaît, sous la forme de dépôt, dans la salive parotidienne exposée à l'air, ainsi que M. Cl. Bernard l'a constaté.

En rendant impossible dans l'économie animale la présence des oxydes alcalins ou terreux libres, ou simplement carbonatés, la nature a encore là résolu un double problème: elle a évité l'action caustique des liquides alcalins ou terreux sur les tissus vivants, et elle a assuré la libre circulation de leurs composés insolubles, introduits dans l'organisme par les aliments et les boissons, ainsi que nous venons de le dire, tels sont les composés de chaux, de magnésie et de fer. — D'où il est permis d'inférer que si les sels solubles de baryte, contrairement aux sels de chaux correspondants, constituent des agents toxiques, ce n'est peut-être pas parce que ces composés salins sont vénéneux par eux-mêmes, mais bien par les précipités insolubles et stables auxquels ils donnent naissance en réagissant avec les sels alcalins solubles que le sang renferme: sulfates, phosphates, bicarbonates, précipités qu'un excès d'acide carbonique est inapte à redissoudre, et qui, par cela même, peuvent déterminer un engorgement des capillaires du poumon, engorgement qui est la cause de leur toxicité, suivant toute probabilité.

## RECHERCHES SUR LE DIABÈTE SUCRÉ.

Les considérations chimico-physiologiques sur le rôle des alcalins et de l'oxygène dans l'économie animale, que nous venons d'exposer, vont nous permettre d'aborder avec connaissance de cause l'importante question de la présence du sucre ou, pour mieux dire, de la glycose dans le liquide urinaire.

On désigne sous le nom de diabète sucré ou glycosurie la maladie principalement caractérisée par une excrétion excessivement abondante d'urine plus ou moins chargée de matière sucrée.

Ces urines inodores, décolorées, semblables à du petit-lait clarifié, présentent d'ordinaire une densité très-remarquable, et lorsqu'elles sont mises en ébullition avec une dissolution de potasse, de soude, ou avec du lait de chaux, elles prennent une couleur brun rougeâtre d'autant plus foncée qu'elles contiennent une plus grande quantité de sucre d'amidon ou glycose.

Elles sont accompagnées de sécheresse de la bouche, soif inextinguible, faim, le plus souvent extraordinaire; abolition des forces corporelles, de la vision, des facultés génératrices; absence de sueurs, constipation, amaigrissement, dépérissement général, enfin de tous les désordres consécutifs de la consomption et de la phthisie.

Le point de départ de ces désordres, c'est l'urine sucrée; mais quelle est la cause de celle-ci?

Il n'y a guère plus d'une trentaine d'années que l'affection diabétique était regardée comme un phénomène bizarre, inexplicable, comme un caprice de la nature en souffrance; rarement observée, inconnue dans ses causes, dans sa nature, elle restait un de ces mystères impénétrables à la science, inaccessibles à la thérapeutique.

Pour expliquer la formation et la présence du sucre dans les urines, on invoquait toutes les maladies, toutes les hypothèses : irritation des reins, gastrite chronique, affection spéciale des voies digestives, suroxygénation des humeurs, aberration des forces assimilatrices, agent particulier existant seulement chez les diabétiques, etc.

La multiplicité des remèdes qui lui ont été opposés sans succès donne la mesure de leur impuissance.

Cependant l'expérience avait constaté que, dans certains cas, l'eau de chaux, les boissons alcalines, avaient calmé la soif et produit quelques améliorations.

Mais ce n'est que depuis l'année 1844, qu'en raison

de nos recherches sur la destruction du sucre dans l'économie animale, un grand nombre de malades ont été envoyés aux eaux alcalines de Vichy.

Tous y éprouvent en peu de temps une très-grande amélioration, s'ils prennent les eaux en quantité suffisante, le sucre disparaît peu à peu, puis complétement des urines: la soif s'apaise, la vision reprend son intégrité, les forces générales renaissent, la constipation fait place à des selles bilieuses d'abord, puis régulières; le calme succède au malaise, le sommeil à l'insomnie. Après quinze ou vingt jours de traitement, les malades peuvent, *pour la plupart*, modifier l'alimentation à laquelle ils sont assujettis, reprendre *avec modération* l'usage des féculents, sans voir reparaître le sucre dans leurs urines.

Ces faits sont à peu près constants: ils sont signalés par les malades, par les médecins; seulement ils sont interprétés de différentes manières : les uns ne veulent voir dans cette amélioration obtenue que le résultat de l'action tonique, des propriétés excitantes que possèdent presque toutes les eaux minérales sur la peau, les sécrétions et les fonctions en général; les autres, tout en accordant l'efficacité de cette excitation, trouvent dans la composition chimique, dans l'alcalinité des eaux de Vichy, la véritable cause des modifications heureuses déterminées dans l'état des diabétiques (1).

(1) Voici une remarque qui prouve que c'est bien à une alcali-

Dans cette affection, les eaux alcalines sont donc acceptées par tous, soit comme un adjuvant très-utile, soit comme un remède spécifique, plus ou moins souverain.

Pour bien démontrer l'importance et la nécessité du traitement alcalin, il convient de rappeler succinctement l'exposé des différents travaux qui, dans ces derniers temps, ont cherché à expliquer l'origine du sucre dans les urines.

On sait que toutes les matières contenues dans l'urine existent déjà formées dans le torrent circulatoire, et que, devenues inutilisables pour l'économie,

sation profonde de l'économie que les alcalins doivent leur efficacité dans le traitement du diabète. Pelouze nous disait un jour : « Je ne déciderai pas si la théorie de la destruction du sucre dans l'organisme, que vous soutenez, est vraie ou fausse, mais ce que je puis affirmer, c'est que j'ai été témoin à Vichy de la disparition du sucre dans les urines d'un bon nombre de diabétiques soumis à leur action, et, de plus, que chez certains d'entre eux le sucre n'avait pas reparu plusieurs mois après la cessation du traitement : il semblait que leur économie avait fait, en quelque sorte, une provision de santé. » *C'est une provision d'alcalinité qu'il fallait dire.*

Le fait signalé par Pelouze, et qui est indéniable, explique pourquoi les diabétiques qui ont leur vue affaiblie la récupèrent sous l'influence d'un traitement alcalin. On sait que Rollo, Dobson, Mac-Grégor, Thomson, etc., ont constaté que dans cette affection, le sérum du sang, ainsi que celui des autres humeurs de l'économie, y compris celles de l'œil, au lieu d'être transparent, comme dans l'état de santé, est, au contraire, opalin, d'une transparence laiteuse ; et l'on sait aussi que Denis a expérimentalement démontré que les liquides albumineux ne sont transparents qu'autant qu'ils sont combinés avec une quantité suffisante de base alcaline.

elles passent à travers les reins comme à travers un filtre, pour être expulsées par l'appareil génito-urinaire.

L'existence du sucre à l'état normal, physiologique, est aujourd'hui un fait connu. Ce sucre à trois origines: il provient de l'ingestion des matières alimentaires sucrées, ou bien il est le produit de la transformation des aliments amylacés, ou bien enfin il est le résultat de la sécrétion du foie.

Il a été prouvé, comme nous avons déjà eu occasion de le rappeler, que les aliments amylacés, pour pouvoir être digérés et détruits dans l'organisme, doivent être transformés en dextrine et en glycose sous l'influence de la *diastase animale* existant dans les liquides salivaires et pancréatiques. D'après nous, cette transformation s'effectue autant par la salive que par le suc pancréatique; d'après MM. Bouchardat et Sandras et M. Cl. Bernard, elle aurait surtout lieu par le suc pancréatique.

De son côté, M. Cl. Bernard a démontré, par de nombreuses expériences sur les animaux vivants, que le foie contient toujours une certaine quantité de sucre indépendante du genre d'alimentation auquel on a soumis l'animal, et, partant, que le foie est un organe sécréteur du sucre.

Ainsi le sucre d'amidon ou glycose existe normalement dans l'organisme.

Or, si la glycose provenant de l'alimentation et de

la sécrétion du foie, qui existe à l'état physiologique dans l'économie, cesse de s'unir à l'oxygène pour servir à la respiration, à la calorification et à la nutrition; si, devenue corps étranger et inutilisable, elle passe en nature dans les sécrétions, c'est qu'une cause puissante, anormale, empêche sa décomposition : c'est alors un fait pathologique, suite d'une perturbation des phénomènes chimiques qui s'accomplissent à l'état de santé dans l'organisme.

Cette perturbation, nous l'expliquons par un défaut d'alcalinité suffisante dans les humeurs de l'économie animale; et pour donner la raison de cette diminution d'alcalinité, nous avions cru, autrefois, qu'il suffisait d'évoquer l'abus des boissons acides, l'alimentation exclusivement azotée, et enfin, la suppression de la transpiration émonctoire destinée à éliminer les acides de l'organisme; mais depuis, par suite de nos recherches sur l'influence du système nerveux sur les sécrétions, nous avons été conduit à voir l'affection diabétique sous un jour tout nouveau : nous avons été porté à admettre que la cause première de la présence du sucre dans l'urine ne réside pas uniquement dans une composition chimique anormale du sang, mais bien dans une affection essentiellement nerveuse, comme le professe depuis longtemps M. Cl. Bernard; seulement, pour nous, cette affection n'est pas limitée à une lésion du pneumogastrique; c'est une névrose générale, produite, le plus souvent, par un trouble nerveux ayant ordinairement pour cause un *très-violent chagrin*.

Nous sommes d'autant plus porté à croire que l'étiologie que nous assignons aujourd'hui au diabète sucré est l'expression de la vérité, que lorsque nous constations les faits pathologiques qui nous ont conduit à l'admettre, nous étions sous l'empire d'une conviction diamétralement opposée, ainsi que nous venons de le dire. Et ce qui corrobore au plus haut point notre manière de voir actuelle, c'est que le praticien qui s'est occupé avec le plus de soin, de persévérance et de succès du traitement de la glycosurie, M. Bouchardat, ne nous paraît pas éloigné de partager notre opinion, ainsi que le témoigne le passage suivant qui nous était inconnu le jour où nous publiâmes notre nouvelle théorie :

« Combattre ses passions, éviter la colère, les préoccupations tristes, la contention d'esprit trop soutenue ; éviter aussi le désœuvrement.

» Pour cela, il convient de régler son temps afin d'avoir pour chacune des heures des occupations déterminées qui utilisent alternativement les forces du corps et de l'esprit. En un mot, vivre autant que possible en paix et en joie, avec des habitudes journalières sagement ordonnées.

» J'ai eu de trop fréquentes occasions de vérifier l'importance de ces préceptes, pour ne point y insister. *Combien sont nombreux les malades qui font remonter la première invasion de la glycosurie à de profonds chagrins* (1) ! »

Que si l'on objecte qu'il est bien difficile de comprendre qu'un simple ébranlement nerveux puisse modifier à un tel point la nature chimique des sécrétions et d'une manière aussi durable, nous répondrons que ce brusque changement est moins étrange que celui du blanchiment des cheveux par une cause semblable. Que si l'on nous objecte, en outre, que le diabète constitue une affection diatésique pouvant être assez fréquemment transmise à ses descendants, nous répondrons encore que *la folie, déterminée par une violente secousse morale, constitue aussi une affection diathésique et transmissible; les exemples n'en sont malheureusement que trop fréquents.*

Telle est la théorie de l'étiologie du diabète sucré à laquelle nous avions cru pouvoir nous arrêter (1), lorsque parut, dans les *Comptes rendus de l'Académie des sciences*, un Mémoire de M. le professeur Andral, ayant pour titre : *Documents pour servir à l'histoire de la glycosurie*, mémoire où se trouvent consignées les réflexions suivantes :

« Quel est maintenant le trouble préexistant qui produit cette exagération de fonction glycogénique?

(1) Bouchardat, *De l'entraînement, ou de l'exercice forcé appliqué au traitement de la glycosurie*, p. 37.

(1) Mialhe, *Note lue à l'Académie de médecine* le 1er mai 1866.

Part-il, dans le diabète qu'observe la clinique, du système nerveux, comme il en part manifestement dans les expériences de M. Cl. Bernard? Quelques-uns des faits rapportés dans ce Mémoire feraient pencher vers cette opinion ; mais le plus grand nombre, *sans lui être contraires*, ne la fortifient pas. Des investigations ultérieures montreront-elles chez les diabétiques une altération des cellules nerveuses de cette paroi du quatrième ventricule dont certains points piqués chez un animal le rendent diabétique ? C'est à chercher. Mais admettre dès à présent que chez l'homme le diabète est le résultat constant d'une lésion nerveuse, ce serait affirmer ce que les faits n'ont pas encore appris (1). »

Malgré les précieux documents recueillis par M. Andral, documents qui semblent établir que dans quelques cas la cause déterminante du diabète doit être attribuée à l'alimentation, comme nous l'avions admis nous-même dans nos premières recherches, nous persistons à penser aujourd'hui, avec M. Cl. Bernard, que cette insidieuse maladie doit être rapportée, sauf de bien rares exceptions, à un trouble du système nerveux.

Le diabète est en effet, pour nous, une névropathie générale, affectant tous les nerfs qui président aux sécrétions; névropathie ayant pour résultat,

(1) Andral, *Comptes rendus de l'Académie des sciences*, 5 avril 1875.

d'une part, d'exagérer la production du sucre dans l'organisme, et, d'autre part, de modifier la composition chimique des humeurs de l'économie animale.

Le défaut d'alcalinité n'est donc plus actuellement pour nous la cause première du diabète ; il en est seulement la conséquence; et en effet, aussitôt que, par suite d'une simple lésion nerveuse, ou seulement d'un trouble nerveux, le sucre arrive en nature dans les urines, la composition chimique des humeurs est complétement modifiée, ainsi que le prouve le point de départ lui-même de la découverte de la glycogénie :

« *M. Magendie annonce à l'Académie une découverte physiologique très-importante et fort inattendue que M. Cl. Bernard a faite tout récemment. Il résulte en effet des expériences de ce jeune savant, qu'on modifie la constitution de l'urine, et qu'on y fait apparaître le sucre, en blessant avec un instrument piquant, une certaine partie du quatrième ventricule.*

» *On pratique cette ouverture en pénétrant par l'orifice inférieur du ventricule; et, bientôt après, l'urine de l'animal (lapin), qui, avant cette opération, était* TROUBLE, ALCALINE *et dépourvue de* MATIÈRE SUCRÉE, CLAIRE, ACIDE, *et tenant en dissolution une très-grande quantité de* SUCRE, *devient analogue à celle de* DIABÈTE. *Il ne faut pas, en général, plus d'une heure et demie à deux heures pour opérer ce changement complet dans les caractères de l'urine. Le sang contient également beaucoup de sucre* (1). »

Que si l'on objecte que la présence de la matière sucrée dans l'urine des lapins soumis à une lésion nerveuse, n'est pas due à une insuffisance d'alcalinité dans le liquide sanguin, qu'elle n'est que le résultat d'une exagération outrée de la sécrétion saccharine du foie ; nous répondrons qu'il ne nous semble pas qu'il puisse en être ainsi, attendu que l'expérience démontre que, dans leur état normal, les lapins peuvent prendre dans leur nourriture une proportion de sucre supérieure à celle qui est alors exceptionnellement sécrétée par le foie, sans qu'aucune particule de matière sucrée arrive dans leurs urines.

La nécessité des alcalis pour la décomposition de la glycose est d'ailleurs démontrée par des expériences directes en dehors de l'organisme : chauffée avec la potasse, la soude, ou leurs carbonates, la glycose forme des combinaisons désignées sous le nom de glycosates, combinaisons éphémères qui se détruisent presque aussitôt en donnant lieu à la production de matières brunes ou noires.

De plus, comme nous l'avons déjà dit, nous avons constaté en 1844 que, contrairement à l'opinion généralement admise alors, la glycose n'a par elle-

(1) Magendie, *Comptes rendus de l'Académie des sciences*, 26 mars 1849.

même aucune affinité pour l'oxygène, que seule elle est incapable de décomposer, de réduire certains oxydes métalliques; qu'elle n'a d'action sur le bioxyde et les sels de cuivre, soit à froid, soit à chaud, qu'autant qu'elle est en présence des alcalis libres ou carbonatés, lesquels la transforment en matières ulmiques, seules propres à absorber l'oxygène et à opérer la réduction.

De ces faits chimiques incontestables nous tirons les conclusions suivantes :

La glycose doit, en dedans comme en dehors de l'économie, être soumise aux mêmes lois chimiques.

Elle ne peut s'unir à l'oxygène qu'après avoir été décomposée, par l'intervention indispensable des alcalis libres ou carbonatés, en de nouveaux produits : acides ulmique, formique, glycique, mélassique, qui forment avec les bases des sels correspondants, sels d'une instabilité remarquable.

Dans l'organisme, c'est le liquide sanguin qui fournit les éléments de décomposition : bicarbonates alcalins et oxygène; si les éléments sont en quantité suffisante, la glycose se détruit complétement et ne laisse aucune trace ; s'ils sont en quantité insuffisante, la glycose non assimilée ou pour mieux dire non détruite est rejetée par tous les appareils de sécrétion.

Faisons en outre observer qu'en dehors de l'action spéciale des bicarbonates alcalins, tout ce qui favorisera ou arrêtera les phénomènes généraux de combustion intraviscérale, exercera la même influence sur la destruction de la glycose. C'est ainsi que nous sommes parfaitement d'accord avec M. Alvaro Reynoso qui a démontré que, lorsqu'une cause quelconque vient à troubler la respiration et gêner l'hémathose, il y a combustion incomplète, et par suite passage d'une plus ou moins grande quantité de sucre dans les urines. De sorte que tout ce qui activera la circulation (marche, efforts musculaires, air vif) sera favorable à la destruction complète de la glycose.

Supposons que l'on change la proportion des éléments, glycose, alcalis, oxygène, sans les mettre en relation convenable, les phénomènes chimiques de l'organisme seront immédiatement modifiés.

Si la glycose seule est augmentée, les alcalis et l'oxygène ne pourront en opérer entièrement la décomposition et l'oxydation.

Si à une addition de glycose est jointe une addition d'alcali, ce sera alors l'oxygène qui fera défaut pour la combustion complète des matières sucrées.

Enfin, si la quantité de glycose restant la même, l'alcali ou l'oxygène vient à diminuer la décomposition d'une part, la combustion d'autre part, n'auront plus lieu, et la glycose apparaîtra dans l'urine.

C'est ainsi que nous comprenons la présence des alcalis et de l'oxygène pour la combustion de la glycose, et telle est notre conclusion : C'est uniquement par l'intervention des alcalis du sang que la glycose et ses congénères (1) se décomposent, s'oxydent, brûlent et deviennent de véritables éléments calorifiques; opinion qui a reçu la sanction de deux des plus grandes autorités scientifiques des temps modernes, Liebig et Lehmann (2).

« Faut-il s'étonner dit Lehmann, de la rapide combustion que subit le sucre dans le sang, lorsqu'on voit que cette substance, en présence des alcalis, s'empare même de l'oxygène combiné et l'enlève à l'oxyde de cuivre et à plusieurs autres oxydes? »

Et ce qui démontre clairement que, comme nous, Lehmann pense que cette combustion est directe et non corrélative de la présence d'un ferment; que cette oxydation n'est pas le résultat de la fermentation alcoolique, comme quelques physiologistes ont été portés à le croire, c'est qu'un peu plus loin il ajoute :

« Toutes ces transformations, d'ailleurs, sont subordonnées à des conditions purement chimiques et suivant des lois de proportions définies. Ce qui le prouve bien, c'est que les propriétés oxydantes du

(1) Par le mot *congénères* nous voulons parler de tous les composés hydrocarbonés capables de décomposer le bioxyde de cuivre en présence des alcalis.

(2) Liebig, *Nouvelles recherches sur la chimie*, p. 171. Voyez aussi W. Pavy, *The influence of an acid in producing saccharine urine* (*Proceedings of the Royal Society*, t. XI, p. 336, 1861).

sang, bien qu'énergiques, sont cependant fort limitées. En effet, dès que les quantités de sucre ou d'acide introduites dans le sang dépassent une limite peu étendue, tout l'excès de ces matières passe inaltéré dans les sécrétions (1). »

Le diabète sucré étant le résultat d'une névropathie générale ayant pour effet d'exagérer la production du sucre dans l'organisme, et de modifier la composition chimique des humeurs de l'économie, on devra donc, par un traitement approprié, s'efforcer de rétablir l'ordre naturel des fonctions assimilatrices, en administrant les divers agents névropathiques dont la thérapeutique dispose ; et pour remédier à la viciation des humeurs, on devra prescrire l'usage de l'eau de chaux, du lait de magnésie, du bicarbonate de soude, de l'eau de Vichy : ce qu'il importe, c'est de faire parvenir une quantité suffisante d'alcali dans le sang. Si l'eau de Vichy, le bicarbonate de soude, ont été spécialement recommandés, c'est qu'ils ont été employés avec plus d'avantage et qu'ils sont, en outre, acceptés par les malades avec beaucoup moins de dégoût que la plupart des autres agents de la médication alcaline.

Pour rétablir la transpiration, on mettra en usage les bains alcalins, les bains de vapeur, la flanelle, les frictions, les sudorifiques, en un mot tout ce qui

(1) Lehmann, *Précis de chimie physiologique animale*, p. 319 et 320, 1855.

peut favoriser la sécrétion cutanée et la rendre plus abondante ; en même temps que par la marche, les efforts musculaires, on activera la transpiration, pour déterminer des phénomènes plus complets de combustion intra-viscérale.

Pour bien comprendre la valeur de ces dernières indications, nous ne saurions assez recommander aux praticiens de se bien pénétrer de l'importance des préceptes exposés dans le remarquable travail de M. le professeur Bouchardat, intitulé : *De l'entraînement, ou de l'exercice forcé appliqué au traitement de la glycosurie*, dont nous avons déjà parlé.

Quant à l'alimentation, qui peut exercer une grande influence, il faut observer que le régime animal, usité uniquement comme curatif de l'affection diabétique, ne constitue pas un traitement réel, ce n'est là qu'un traitement palliatif; et ce n'est que par l'emploi simultané des névropathiques, des préparations alcalines et d'une hygiène bien entendue, qu'on peut espérer maîtriser la cause première du mal ; aussi les féculents ne doivent pas être entièrement proscrits, mais seulement réduits, car il est évident que ce n'est pas la saccharification de l'amidon qui constitue la maladie elle-même, puisque cette transformation est le résultat d'un acte physiologique, mais bien la tendance qu'a le sucre à passer dans les urines sans être décomposé, sans être utilisé, tendance qui persiste quoiqu'on n'introduise plus de matières féculentes dans l'économie.

En résumé, il est incontestable qu'à l'aide du traitement alcalin, du régime et de l'hygiène, on peut presque toujours faire disparaître complétemnt le sucre des urines ; et l'on conviendra, nous l'espérons du moins, que les faits et remarques chimico-physiologiques que nous venons d'exposer fournissent de cet heureux résultat thérapeutique l'explication la plus satisfaisante qu'il soit possible de désirer.

Quant à l'efficacité du traitement alcalin, qu'il nous soit permis de donner la parole à Lehmann :

« Si les alcalis viennent à diminuer dans la masse du sang, le sucre cesse de se détruire et passe dans les urines ; c'est cette théorie du diabète, que M. Mialhe soutient depuis longtemps, qui l'a amené à proposer l'usage modéré du bicarbonate de soude, et particulièrement de l'eau de Vichy. Or, l'expérience a largement sanctionné les brillants résultats de cette méthode curative chez un grand nombre de diabétiques dont la maladie ne présentait pas de complication (1). »

Et quant à la valeur du régime, nous ne saurions mieux faire que de nous en rapporter à l'auteur qui en a fait ressortir le mieux tous les avantages :

« Le régime bien conduit, dit M. Bouchardat,

(1) Lehmann, *Schmidt's Jahrbucher*, 1856, n° 1.

permet, dans presque tous les cas, de faire disparaître la glycose des urines ; *avec un bon guide et de l'étude, ce régime n'impose aucune privation sérieuse*. L'exercice forcé, quand de redoutables complications ne sont pas survenues, fait disparaître les dernières traces de glycose, et, dans les cas favorables, permet de revenir au régime commun, en relevant le niveau des forces (1). »



(1) Bouchardat, *ibid.*, p. 46.

FIN

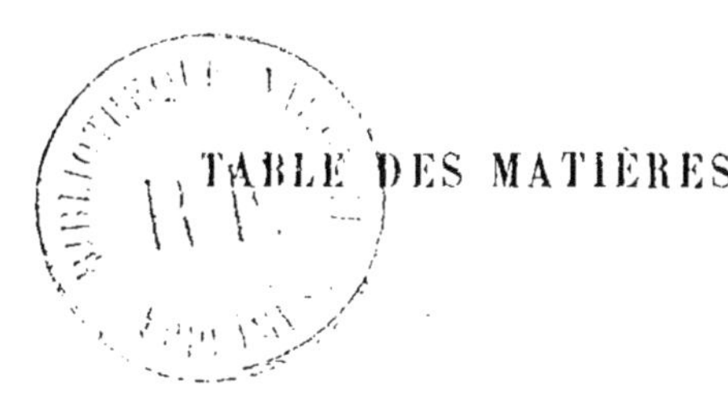

# TABLE DES MATIÈRES



FIN DE LA TABLE DES MATIÈRES

PARIS — IMPRIMERIE E. MARTINET, RUE MIGNON, 2

PARIS. — IMPRIMERIE DE E. MARTINET, RUE MIGNON, 2

www.ingramcontent.com/pod-product-compliance
Ingram Content Group UK Ltd.
Pitfield, Milton Keynes, MK11 3LW, UK
UKHW020322250726
13967UKWH00004B/1818

9 782011 757364